Vanessa Halen

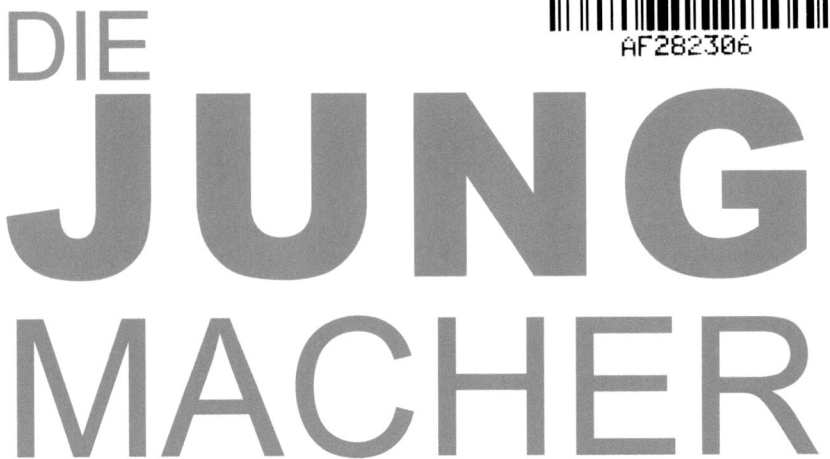

DIE JUNG MACHER

Aktivieren Sie Ihren inneren Jungbrunnen und drehen Sie Ihre biologische Uhr zurück

RATGEBER

Plus:
Alters-Test und Check-Up Listen

Über die Jugend

Die Jugend ist vergänglich.
Aber die Jugendlichkeit kann man
bis ins hohe Alter bewahren.

Bibliografische Information der Deutschen Bibliothek:
Die Deutsche Bibliothek verzeichnet diese Publikation in der Deutschen
Nationalbibliografie; detaillierte bibliografische Daten sind im Internet abrufbar
über: http://dnb.ddb.de

Impressum

Die Jungmacher
Aktivieren Sie Ihren innerem Jungbrunnen
und drehen Sie Ihre biologische Uhr zurück

Cover-Design:
Vanessa Halen

Fotos & Abbildungen:
Hemera, Privatarchiv, Heiko Kube, © Fotolia.com: Giorgio Gruizza, Jacob
Wackerhausen, Gabi Moisa, Iryna Kurhan, Lev Dolgatshjov, Andreas Meyer,
Vladislav Gansovsky

Layout & Redaktion:
Vanessa Halen

Herstellung und Verlag:
Books on Demand GmbH,
Norderstedt

ISBN: 978-3839186442

Hinweis der Autorin:
Die Informationen und Ratschläge in diesem Ratgeber können keinesfalls
eine fachmännische Diagnose oder Behandlung ersetzen. Eine Haftung der
Autorin für Personen-, Sach- und Vermögensschäden ist daher grundsätzlich
ausgeschlossen. Bei ernsten Erkrankungen oder in Zweifelsfällen ist ein
Arztbesuch dringend anzuraten.

Internet:
www.wellness-infoseite.de

Inhaltsverzeichnis

Biologisches Anti-Aging im Einklang
mit der Natur des Menschen

Übersichten und Check-Up-Listen

Inhaltsverzeichnis

Ausgewählte Jungmacher

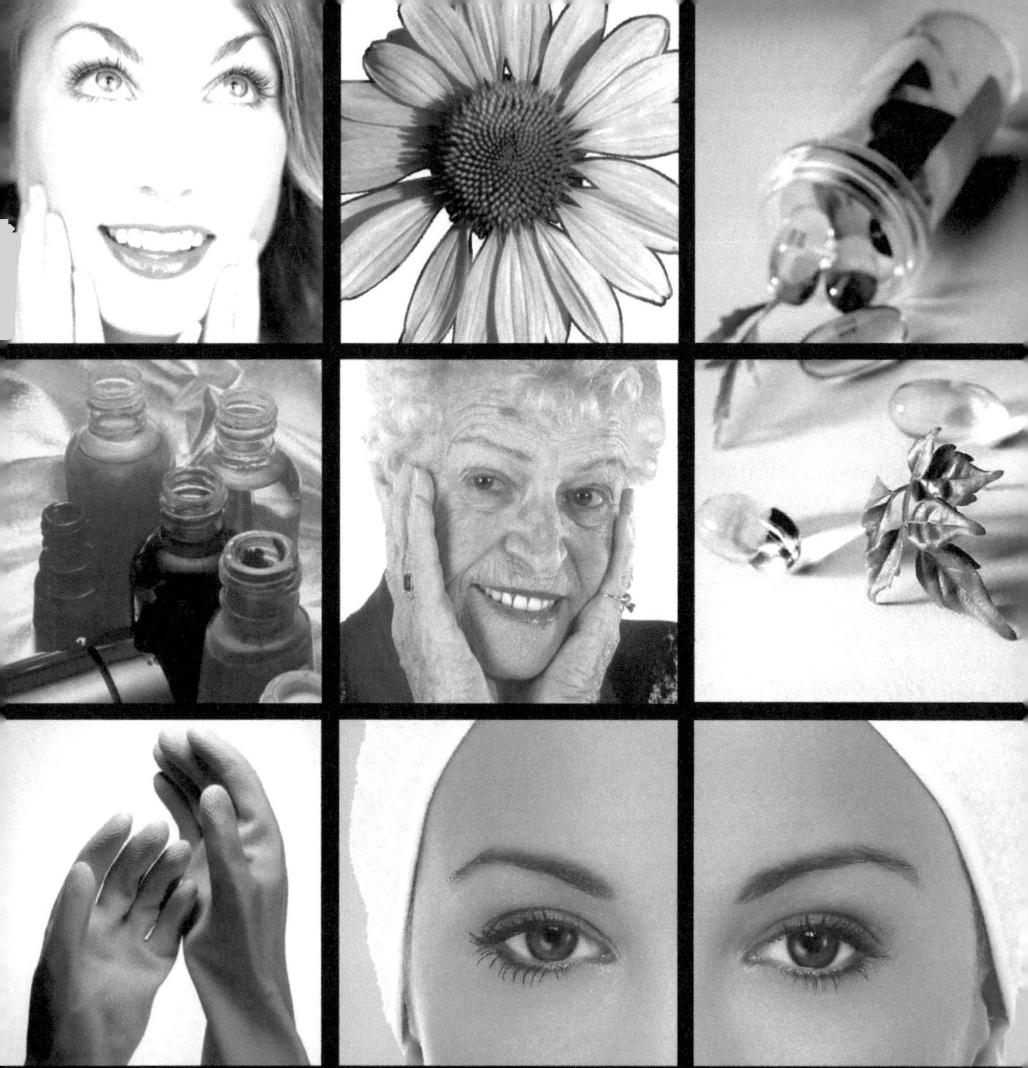

1. Kapitel

Ein paar Worte vorab

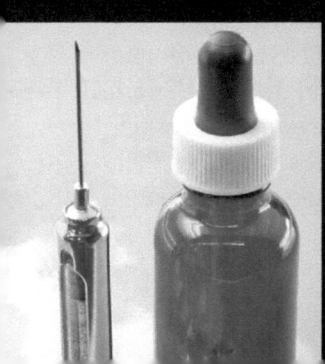
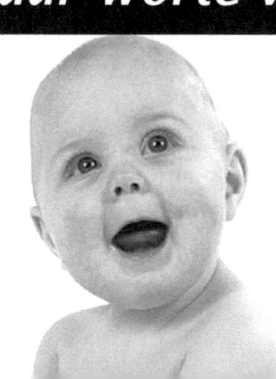
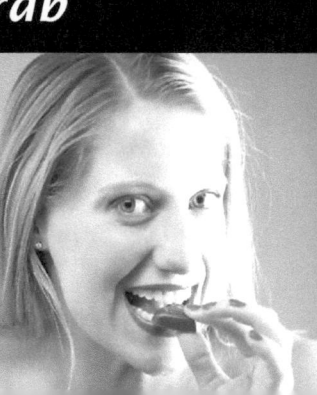

Ein paar Worte vorab

*Wir haben es zum größten Teil
selbst in der Hand, ob wir bis ins hohe Alter
gesund, schön und glücklich bleiben*

Wenn wir Freunden oder uns selbst etwas Gutes wünschen, dann stehen Gesundheit, Glück und ein langes Leben ganz oben auf der Wunschliste. Auch zum neuen Jahr wünschen wir uns immer wieder positive Veränderungen. Alles soll anders, alles soll besser werden. Zu den häufigsten Vorsätzen für das neue Jahr gehören Stress abbauen, Rauchen aufgeben, abnehmen, gesünder ernähren, mehr Bewegung und Sport.

Wir müssen selbst etwas tun

Längst wissen wir, dass uns die Erfüllung dieser Wünsche nicht in den Schoß gelegt wird. Einiges können und müssen wir selbst dafür tun, damit wir bis ins hohe Alter gesund und glücklich sein können. Eine ausgewogene Ernährung mit allen nötigen Aufbau- und Vitalstoffen, ausreichend Bewegung und sportliche Betätigung, Erholung und Regeneration nach schwerer körperlicher und geistiger Anstrengung sowie ausreichender Schlaf sind Voraussetzung für ein gesundes, aktives und glückliches Leben.

Die Bedürfnisse unseres Körpers

Unser Körper arbeitet Tag und Nacht für uns. Da ist es nur selbstverständlich, dass wir ihn mit allen wichtigen Stoffen versorgen, die er für eine optimale Funktion benötigt. Damit unser Körper nicht sprichwörtlich rostet, sollte man nicht übermäßg rasten, denn unsere Muskeln und Gelenke müssen regelmäßig bewegt werden. Auch deshalb, damit unsere Organe und Zellen über das Blut mit genügend Sauerstoff und Nährstoffen versorgt werden. Wer viel arbeitet und folglich viel Stress hat, der braucht gezielte Erholung, damit sich sein Organismus ausgiebig regenerieren kann. Und ein guter und tiefer Schlaf sorgt schließlich dafür, dass wir neue Energie tanken und morgens erholt aufwachen und frisch in den neuen Tag starten können.

Die falsche Lebensweise macht krank

Leider ist es nicht immer so einfach, die Bedürfnisse unseres Körpers wirklich ausreichend zu befriedigen. Hektik und Stress im Beruf und im Privatleben, eine unbedachte Ernährungsweise auf die Schnelle, zu wenig Zeit für erfüllende Hobbys und Freizeitaktivitäten sowie alle möglichen Umweltbelastungen machen uns das Leben unnötig schwer. Unser Körper antwortet darauf schließlich mit typischen Beschwerden oder gar Krankheiten.

Unterstützung für unseren Körper

In der heutigen hektischen und stressigen Zeit benötigt unser Körper dringend mehr Aufbau- und Vitalstoffe für eine optimale Funktionsweise. Er benötigt also zusätzliche Unterstützung in Form von speziellen Vitaminen, Mineralstoffen, Enzymen und weiteren nützlichen Nahrungsergänzungsmitteln. Diese decken den erhöhten Bedarf an Vitalstoffen bei starker Beanspruchung, bei körperlichen Beschwerden und in der Zeit während und nach Krankheiten. Die richtigen Vitalstoffe zur richtigen Zeit unterstützen den Organismus in all seinen Funktionen. Sie helfen uns, gerade auch in außergewöhnlichen Lebenssituationen oder bei besonderen Belastungen, gesund und vital zu bleiben oder es wieder zu werden.

Geschäfte mit der Krankheit

So mancher Pharmakonzern mag es wohl sicher nicht gerne sehen, dass uns hervorragende, hochwirksame Vitalstoffe und Nahrungsergänzungsmittel zur Verfügung stehen, die uns Gesundheit, Schönheit und ein langes Leben bescheren. Immerhin lebt die Pharmaindustrie von der Krankheit der Menschen und macht schließlich ein Riesengeschäft mit unserem Verderb. Unsere Gesundheit ist also der größte Feind für die Pharmakonzerne. Und genau deswegen werden auch immer wieder getürkte Meldungen in Umlauf gebracht, dass bestimmte Vitallstoffe wie zum Beispiel das Vitamin C und diverse Nahrungsergänzungsmittel völlig überflüssig oder gar schädlich für unsere Gesundheit sein sollen. Wer diese Meldungen wohl verbreitet?

Verunsicherung durch Falschmeldungen

Fakt ist, dass die so genannte Gesundheitsindustrie nicht immer unbedingt daran interessiert ist, dass wir alle rundum gesund sind. Eigentlich ist es ja auch logisch, denn immerhin leben ja viele Pharmakonzerne nur zu gut von unseren Gebrechen. Wären wir alle topfit und kerngesund, dann könnten diese Konzerne kein Geld mehr mit uns verdienen. Und genau deshalb lesen wir immer wieder mal in den Medien, dass zum Beispiel Vitaminpillen und Nahrungsergänzungsmittel völlig wirkungslos, ja sogar Gift für unsere Gesundheit sein sollen. Mit solchen Falschmeldungen will man uns bewusst verunsichern und davon abhalten, etwas Gutes für unsere Gesundheit zu tun. Wir sollen diesen Meldungen folgend keine Vitamine schlucken – und so lieber krank werden oder bleiben, weil das letztlich der Pharmaindustrie nützt.

Geschäfte mit dem Altwerden
Bei dem Hype-Thema "Anti-Aging" hat die Gesundheitsindustrie natürlich längst schon erkannt, dass wir bereit sind, für die "ewige Jugend" sehr viel Geld auszugeben. Da werden angebliche Wundermittelchen und exklusive Behandlungsmethoden angepriesen, die uns das Blaue vom Himmel versprechen. Von einzigartigen Wunderpillen über kosmetische Maßnahmen bis hin zu medizinischen Eingriffen, das Jungmacher-Angebot ist inzwischen unüberschaubar groß geworden. Ob es schließlich hilft, das steht wohl in den Sternen.

Nahrung gezielt optimieren
Tatsache ist aber, dass eine ausgewogene Ernährung und die bedachte zusätzliche Einahme von Vitalstoffen und Nahrungsergänzungsmitteln, wenn diese den individuellen Bedürfnissen angepasst ist, unseren Körper in all seinen Funktionen optimal unterstützt. In der heutigen Zeit müssen wir mehr leisten, die Anforderungen werden immer höher, und da ist es doch nur logisch, dass wir unserem Körper zusätzliche Baustoffe liefern, die ihn gesund, fit und vital halten. Hinzu kommt, dass wir heute älter werden als jemals zuvor. Und gerade im Alter kann man mit der täglichen Nahrung allein den Körper nicht mehr optimal mit Vitalstoffen versorgen. Was also liegt nun näher als eine regelmäßige Ergänzung unserer Ernährung mit sinnvollen Mitteln?

Vitalstoffe contra Chemokeulen
Zum Glück gibt es nicht nur die Pharmakonzerne, die ihr Geld mit unserer Krankheit verdienen, sondern auch solche Unternehmen, die mit ihrer Forschung und in zahlreichen Studienarbeiten ganz klar belegen,

dass die Einnahme von Vitalstoffen in der richtigen Dosierung unserer Gesundheit extrem nützlich sind. Ja selbst viele Beschwerden und Krankheiten können mit Hilfe einer gezielten Vitalstoff-Therapie geheilt oder deutlich gelindert werden. Nicht immer ist der Einsatz von schweren chemischen Keulen notwendig, um bestimmte Gesundheitsstörungen zu behandeln. Oft ist es sogar so, dass harte Medikamente Beschwerden zwar beseitigen, aber infolge von Nebenwirkungen wieder neue Beschwerden hervorrufen. Und gegen diese neuen Beschwerden werden dann wieder andere Chemopillen eingesetzt, die dann wieder ihre Nebenwirkungen haben. So dreht sich das Rad auf besonders lukrative Weise für die Pharmaindustrie. Wir werden nicht richtig gesund, weil wir immer wieder neue Beschwerden und Krankheiten erleiden.

Ursachen beseitigen ist heilen

Nun will ich aber nicht generell auf die Pharmaindustrie schimpfen. Es gibt ja auch tatsächlich Unternehmen, die sinnvolle Forschungen betreiben. Böse werde ich nur, wenn ich immer wieder diese gezielt lanzierten Falschmeldungen in den Medien entdecke, die uns für dumm verkaufen sollen. In Sachen Medizin und Gesundheit hat immer noch sprichwörtlich derjenige Recht, der wirklich heilt. Und Heilen bedeutet, das Übel an der Wurzel zu packen und die Ursachen für Beschwerden und Erkrankungen zu beseitigen.

Naturmedizin hält uns jung

Gerade die Naturmedizin mit ihren Vitalstoff-Therapien hat sich ganz der Ursachenforschung verschrieben und will folglich Beschwerden oder Krankheiten gezielt heilen und nicht einfach nur kaschieren. Und genau diese Naturmedizin ist es, die unsere Lebensqualität eindeutig steigert. Mit ihren natürlichen und biologisch wirksamen Heilmitteln hilft uns diese Naturmedizin, länger fit, vital und gesund zu bleiben oder es im Krankheitsfalle wieder zu werden. Und wer gesund und vital ist, der bleibt auch länger jung und schön. Das ist Fakt.

Mehr als Wunderpillen

Aber um lange gesund, vital und jung zu bleiben, reicht es nicht, die Sünden des Alltags, seien es eine falsche Ernährungsweise oder ein hektischer Lebensstil, mit Naturheilmitteln auszubügeln. Unser Körper braucht nicht nur Wunderpillen, sondern auch eine ganz persönliche Zuwendung. Unser Körper will geliebt, gehegt und gepflegt werden. Er braucht spezielle Wellness-Maßnahmen, damit wir uns in unserer Haut wirklich rundum wohl fühlen können. Nach großer Anstrengung sollen wir relaxen, um neue Energien zu sammeln. Im Alltagstrott bringt ein leidenschaftliches Hobby die perfekte Erfüllung. Und wer den ganzen Tag auf dem Bürostuhl gesessen hat, der tut gut daran, seinen Körper mit etwas Bewegung und Sport zu aktivieren. Doch leider fehlt vielen Menschen angeblich die Zeit, etwas mehr für sich selbst zu tun. Aber auch bei Zeitmangel gibt es hilfreiche Wellness-Methoden.

Schwachstellen erkennen
In diesem Ratgeber möchte ich Ihnen ein kompaktes Programm vorstellen, das Ihre Lebensqualität enorm steigern wird. Ich werde Ihnen Wege und Mittel zeigen, die Ihnen deutlich sichtbar mehr Gesundheit, Schönheit und Jugendlichkeit schenken werden. Zunächst einmal ist es wichtig für Sie, Ihren derzeitigen Lebensstatus festzustellen und die Schwachpunkte in Ihrem Leben zu erkennen. Danach werden Sie Schritt für Schritt Ihre Schwachstellen abbauen und so Ihre Lebensqualität optimieren.

Ihr persönliches Verjüngungsprogramm
Ihr persönliches Therapieprogramm behandelt Ihren Körper, Ihren Geist, Ihre Gefühlswelt und letztlich Ihre persönliche Ausstrahlung. Alles zusammen ergibt ein sehr effektives Verjüngungsprogramm, dessen Auswirkungen Sie schon bald spüren und sehen werden. Und ich verspreche Ihnen, dass Sie nicht Ihr komplettes Leben umkrempeln müssen, um Erfolge zu erzielen. Alles ist ganz einfach und ohne großen Aufwand in die Tat umzusetzen. Dieser Ratgeber bringt Sie Ihrem Ziel Schritt für Schritt ein bisschen näher. Fangen Sie am besten noch heute mit Ihrem persönlichen Verjüngungsprogramm an.

Alles Gute und viel Erfolg wünscht Ihnen
Ihre

Vanessa Halen

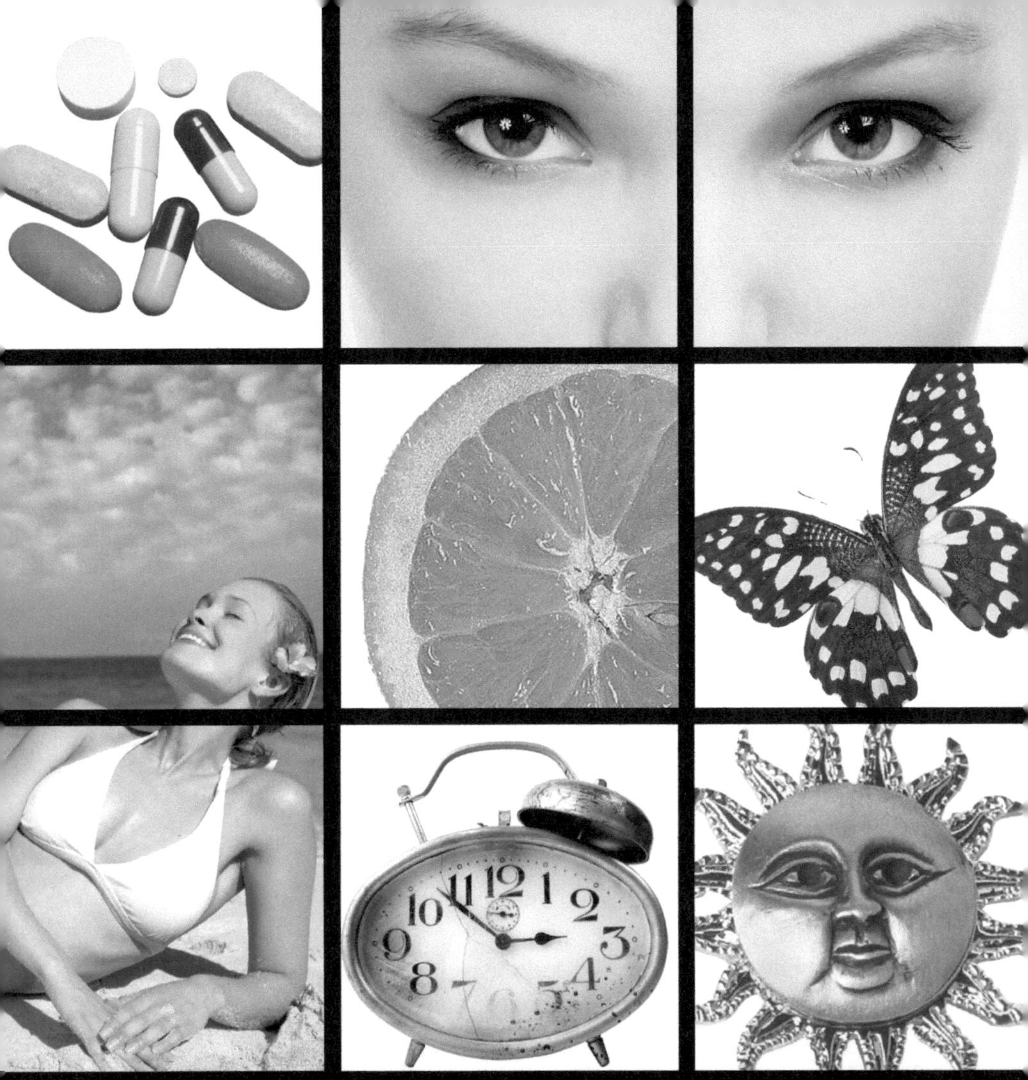

2. Kapitel

Der Alterungsvorgang

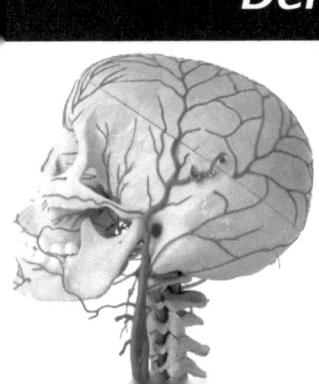

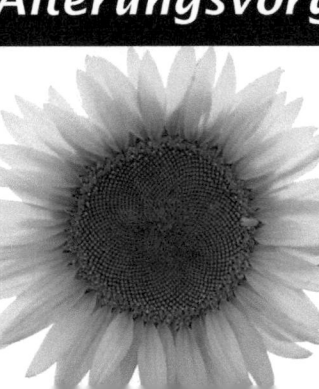

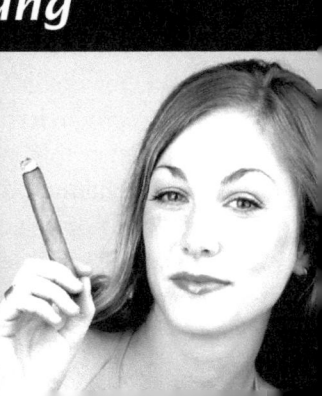

Der Alterungsvorgang

Der persönliche Lebensstil und der Gesundheitszustand bestimmen darüber, ob wir lange jung bleiben oder früh altern

Man liest es immer wieder: mit 50 aussehen und sich fit und vital fühlen wie 30 – mit der modernen Anti-Aging-Medizin ist das durchaus machbar. Doch sollten wir zunächst einmal wissen, warum wir überhaupt altern und was genau uns eigentlich alt macht. Erst wenn wir die Alterungsvorgänge verstehen, können wir gezielte Maßnahmen ergreifen, um den Alterungsprozess wirksam zu bremsen oder vielleicht sogar wieder etwas rückgängig zu machen.

Altern ist individuell

Jeder Mensch altert anders. Dem einen sieht man sein Alter deutlich an, der andere wiederum scheint ewig jung zu bleiben. Das Alter muss auch nicht dem Geburtsdatum entsprechen. Es kann deutlich nach oben oder unten abweichen. Der Alterungsprozess ist schlichtweg abhängig von der Lebensweise eines Menschen. Ob man nun seinem Alter entsprechend, jünger oder älter aussieht und sich auch so fühlt, das entscheiden nicht nur die Gene, sondern hauptsächlich die persönlichen Lebensumstände. Die Ernährung, die Lebensweise und auch die körperliche Fitness spielen ganz klar die Hauptrollen im Alterungsprozess.

Der Alterungsprozess

Zunächst aber ist es wichtig, den allgemeinen Alterungprozess zu verstehen, um in diesen Vorgang sinnvoll eingreifen zu können. Das Altern unseres Organismus wird dadurch verursacht, indem unsere Zellen degenerieren. Unser Körper besteht aus Billionen solcher Zellen: jede hat eine maximale Lebensdauer von zwei Jahren. Aber bevor eine Zelle stirbt, reproduziert sie sich selbst. Dabei macht die Zelle bei jeder der aufeinander folgenden Reproduktionen eine Veränderung bzw. eine Verschlechterung durch. Diese Zellreproduktionen kann man mit dem Prinzip "Kopie von Kopie" vergleichen. Bei jeder Zellerneuerung schleichen sich kleinste Fehler in die Erbinformationen der Zelle ein.

Jede weitere Zellkopie wird also immer etwas schlechter als das ursprüngliche Original. Und so verändern und verschlechtern sich auch unsere Zellen. So werden wir allmählich älter.

Verschiedene Faktoren beeinflussen die Alterung

Der Alterungsprozess ist sehr individuell und von vielen Faktoren abhängig: Die Lebensweise, die Ernährung, die Umwelt und viele weitere Faktoren beeinflussen unsere Alterung. Bei jeder Zellteilung verändern diese inneren und äußeren Faktoren das Erbmaterial der Zelle: je nach Stärke des Einflusses wird die neue Zelle so mehr oder weniger verändert. Entsprechend "altert" auch die neue Zelle. Wenn diese Einflüsse besonders stark und negativ sind, so kann eine Zelle sogar regelrecht entarten, und es kann eine Krebszelle daraus entstehen. Solche Krebszellen können schließlich unkontrolliert wachsen und einen bösartigen Tumor bilden.

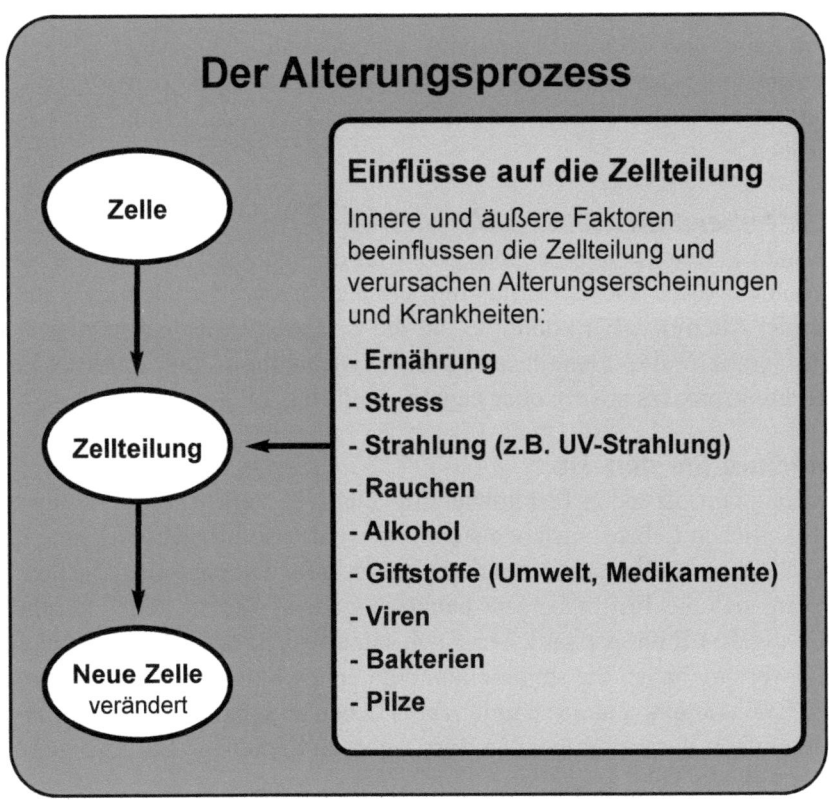

Der Alterungsprozess

Zelle

Zellteilung

Neue Zelle
verändert

Einflüsse auf die Zellteilung

Innere und äußere Faktoren beeinflussen die Zellteilung und verursachen Alterungserscheinungen und Krankheiten:

- **Ernährung**
- **Stress**
- **Strahlung (z.B. UV-Strahlung)**
- **Rauchen**
- **Alkohol**
- **Giftstoffe (Umwelt, Medikamente)**
- **Viren**
- **Bakterien**
- **Pilze**

Alterungserscheinungen werden sichtbar

In aller Regel wird bei der normalen Zellteilung das Erbmaterial nur geringfügig verändert, so dass die Zelle von Zellteilung zu Zellteilung nur allmählich etwas altert. Im Laufe der Zeit aber summieren sich diese Alterungserscheinungen: der Alterungsprozess wird spür- und sichtbar. Der Körper altert: die Haut bekommt erste Falten, das Haar wird grau oder sogar schütter und auch unsere inneren Organe altern langsam und zeigen uns ihre Schwächen.

Positive Einflüsse halten jung

Die Faktoren, die den Alterungsprozess beeinflussen, müssen aber nicht alle negativ sein. Ganz im Gegenteil. Es gibt natürlich auch sehr positive Einflüsse: Eine ausgewogene Ernährung mit allen wichtigen Nähr- und Vitalstoffen, ausreichend Bewegung und eine insgesamt harmonische Lebensweise können den Alterungsvorgang sogar deutlich bremsen. Wer seinen Körper vor den negativen Einflüssen wie Stress, Strahlung und Krankheitserregern schützt und sich zudem gesund ernährt und sich immer ausreichend vom üblichen Alltagsstress erholt, der hat die besten Karten, um bis ins hohe Alter jung, fit und vital zu bleiben.

Die Lebensumstände sind wichtig

Es gibt ja den berühmten Spruch "Denn du bist, was du isst". Da ist schon viel dran. Aber die Ernährung spielt eben nicht die alleinige Rolle bei der Alterung. Hier kommt es auf die gesamten Lebensumstände an, die letzlich alle gemeinsam unsere Gesundheit und damit den Alterungsprozess positiv oder negativ beeinflussen.

Machen Sie den Test

Schon in einem ersten Test können Sie leicht feststellen, wie es um ihre persönlichen Lebensumstände steht. Sie werden sofort selbst erkennen, wo Ihre persönlichen Schwachstellen in Ihrer Lebensweise stecken. Wenn auch die Testfragen sehr banal klingen, so sind sie dennoch sehr wichtig, um Ihren persönlichen Ist-Zustand festzustellen. Mit der Test-Auswertung haben Sie schon einmal ein erstes Mittel in der Hand, um die Basis für ein vitaleres und jüngeres Leben zu schaffen. Beantworten Sie einfach die nachfolgenden Testfragen und erkennen Sie Ihre ganz persönlichen Schwachstellen.

Wie alt sind Sie?

1. Wie ernähren Sie sich?
• gesund und ausgewogen mit viel Obst und Gemüse (2 Punkte)
• mal gesund, mal weniger (1 Punkte)
• eher ungesund mit Fast Food und Fertiggerichten (0 Punkte)

2. Wieviel Sport treiben Sie?
• ich achte auf viel Bewegung, treibe regelmäßig Sport (2 Punkte)
• ich treibe Sport, wenn es unbedingt sein muss (1 Punkt)
• ich treibe keinen Sport (0 Punkte)

3. Was tun Sie für Ihre Entspannung vom Alltag?
• ich tue mir jeden Tag etwas Gutes und relaxe (2 Punkte)
• manchmal relaxe ich vom Alltag, wenn ich Zeit habe (1 Punkt)
• zum Relaxen fehlt mir einfach die Zeit (0 Punkte)

4. Wie gut schlafen Sie?
• Ich schlafe wunderbar und wache immer erholt auf (2 Punkte)
• mein Schlaf ist vom Alltag abhängig (1 Punkt)
• ich schlafe grundsätzlich ziemlich schlecht (0 Punkte)

5. Wie fit sind Sie im Kopf?
• ich bin sehr kreativ und lerne gerne Neues dazu (2 Punkte)
• ich bin beruflich und privat gut gefordert (1 Punkt)
• ich vergesse oft Namen oder Termine (0 Punkte)

6. Wie glücklich sind Sie?
• ich bin rundum glücklich mit meinem Leben (2 Punkte)
• es geht so: einiges könnte besser sein (1 Punkt)
• ich bin absolut unzufrieden mit meinem Leben (0 Punkte)

7. Wie ist Ihr Blutdruck?
• immer normal: unter 140/90 mmHg (2 Punkte)
• mein Blutdruck schwankt häufig (1 Punkt)
• er ist erhöht bzw. ich kenne ihn gar nicht (0 Punkte)

> weiter auf der nächsten Seite

Wie alt sind Sie?

8. Rauchen Sie?
• nein (2 Punkte)
• ja, bis 5 Zigaretten am Tag (1 Punkt)
• ja, mehr als 5 Zigaretten am Tag (0 Punkte)

9. Trinken Sie regelmäßg Alkohol?
• nein bzw. sehr selten mal ein Glas (2 Punkte)
• gerne mal ein Glas, auf Partys immer (1 Punkt)
• mehr als mir lieb ist (0 Punkte)

10. Wie schätzen Sie Ihr Alter selbst ein?
• ich fühle mich für mein Alter fit, vital und jung (2 Punkte)
• ich bin so alt wie ich aussehe (1 Punkt)
• ich fühle mich älter als ich wirklich bin (0 Punkte)

Die Auswertung

Wenn Sie alle Fragen ehrlich beantwortet haben, dann kennen Sie wohl auch schon Ihre persönlichen Schwachstellen im Leben. Lesen Sie bitte trotzdem die nachfolgende Auswertung.

Bis 9 Punkte
Sie sind älter als Ihr Ausweis angibt

Bei Ihnen hapert es ganz deutlich mit einer allgemein gesunden Lebensweise. Stress, Rauchen, zu wenig Bewegung und dazu noch eine unausgewogene Ernährung, das alles schadet nicht nur Ihrer Gesundheit, sondern auch Ihrer persönlichen Ausstrahlung. Sie wirken nach außen deutlich älter als Sie wirklich sind. Die einfachste Möglichkeit, Ihre Lebensuhr wieder etwas zurück zu drehen, ist die Abstellung sämtlicher Schwachstellen. Wie Sie die negativen Auswirkungen von Stress reduzieren, das lesen Sie noch in diesem Ratgeber. Wenn Sie rauchen, dann sollten Sie ernsthaft darüber nachdenken, dieses Laster aufzugeben. Für eine gesündere Ernährungsweise hält dieser Ratgeber auch noch etliche Tipps parat. Und in Sachen Bewegung sollten Sie einfach etwas mehr Sport treiben. Das Positive für Sie: Sie sind der beste Kandidat für eine echte Verjüngungskur. Wenn Sie die Ratschläge in diesem Ratgeber befolgen, wird dieser Ihnen am meisten einbringen. Nur eines ist wichtig: Lesen Sie jetzt weiter und krempeln Sie schnellstmöglich Ihre Lebensweise um. Der Erfolg wird sich schnell einstellen!

10 bis 15 Punkte
Ihr biologisches Alter entspricht Ihrem Geburtsdatum
Ihre persönliche Lebensweise ist schon ganz in Ordnung. Sie wissen sicher genau, was Ihnen gut tut und was nicht. Nur mit der konsequenten Durchsetzung der guten Maßnahmen hapert es bei Ihnen manchmal. Sicher lassen Sie Fünfe auch mal gerade sein und lassen die guten Lebens-Regeln außer Acht. Auf jeden Fall sollten Sie die Lebensfragen, bei denen Sie keine Punkte geerntet haben, gründlich überdenken. Stress lässt sich mit gezielten Maßnahmen, die Sie in diesem Ratgeber kennenlernen werden, deutlich reduzieren. Falls Sie rauchen, sollten Sie dies möglichst unterlassen. Und in Sachen Ernährung und Bewegung werden Sie in diesem Ratgeber auch noch sehr hilfreiche Tipps und Tricks kennenlernen, die Ihnen helfen, Ihre persönliche Lebensuhr spür- und sichtbar zurück zu drehen.

16 bis 20 Punkte
Sie sind deutlich jünger als Ihr Ausweis vorgibt
Herzlichen Glückwunsch! Sie achten sehr auf eine gesunde Lebenseise und tun (fast) alles, um fit, vital und jung zu bleiben. Bleiben Sie einfach so wie Sie sind. Dennoch gibt es sicher noch einige Punkte in Ihrer Lebensweise, die Sie noch weiter optimieren können. In diesem Ratgeber werden Sie noch viele Tipps und Tricks kennenlernen, die Sie so wohl noch nicht kennen. Es wird Ihnen als gesundheitsbewusster Mensch sicher große Freude bereiten, den einen oder anderen außergewöhnlichen Ratschlag auszuprobieren. Wissenschaftler und Forscher machen fast täglich neue Entdeckungen im Bereich Anti-Aging. Es ist wirklich hochinteressant, welche Möglichkeiten uns heute zur Verfügung stehen, unsere Lebensuhr wieder zurück zu stellen. Nutzen auch Sie diese tollen Möglichkeiten.

Einfache Regeln für Sie

Wie auch immer Sie beim Alters-Test abgeschnitten haben, mit den nachfolgenden Regeln tun Sie sich und Ihrem Leben nur Gutes:

1. Ernähren Sie sich abwechslungsreich mit viel Gemüse und Obst. Verzichten Sie auf zu viel Zucker und Süßes und meiden Sie zuviele tierische Fette. Besser sind gesunde Fette und Öle wie Raps- und Olivenöl.

2. Trinken Sie täglich mindestens zwei Liter kalorienfreie Flüssigkeit wie Mineralwasser oder Früchte- bzw. Kräutertee. Das hilft dem Körper bei der Entgiftung von Schadstoffen.

3. Rauchen und zuviel Alkohol schaden der Gesundheit und dem Aussehen. Entweder sollten Sie diese Laster ganz aufgeben oder zumindest deutlich einschränken.

4. Achten Sie auf ausreichend Bewegung. Wer rastet der rostet. Also: Lieber Treppen steigen als den Fahrstuhl benutzen. Kurze Wege immer zu Fuß gehen und das Auto stehen lassen. Am besten ein regelmäßiges Fitness-Programm in den Alltag einplanen.

5. Sorgen Sie für genügend Erholung und Schlaf. Nichts ist wichtiger nach einem stressigen Tag als ausreichend Erholung und Schlaf. Sorgen Sie also für optimale Schlafbedingungen in Ihrem Schlafzimmer. Entspannen Sie bewusst vom Alltagsstress mit entsprechenden Maßnahmen. Entspannungsmusik, Meditationen oder auch ein leidenschaftliches Hobby können hier perfekte Abhilfe leisten.

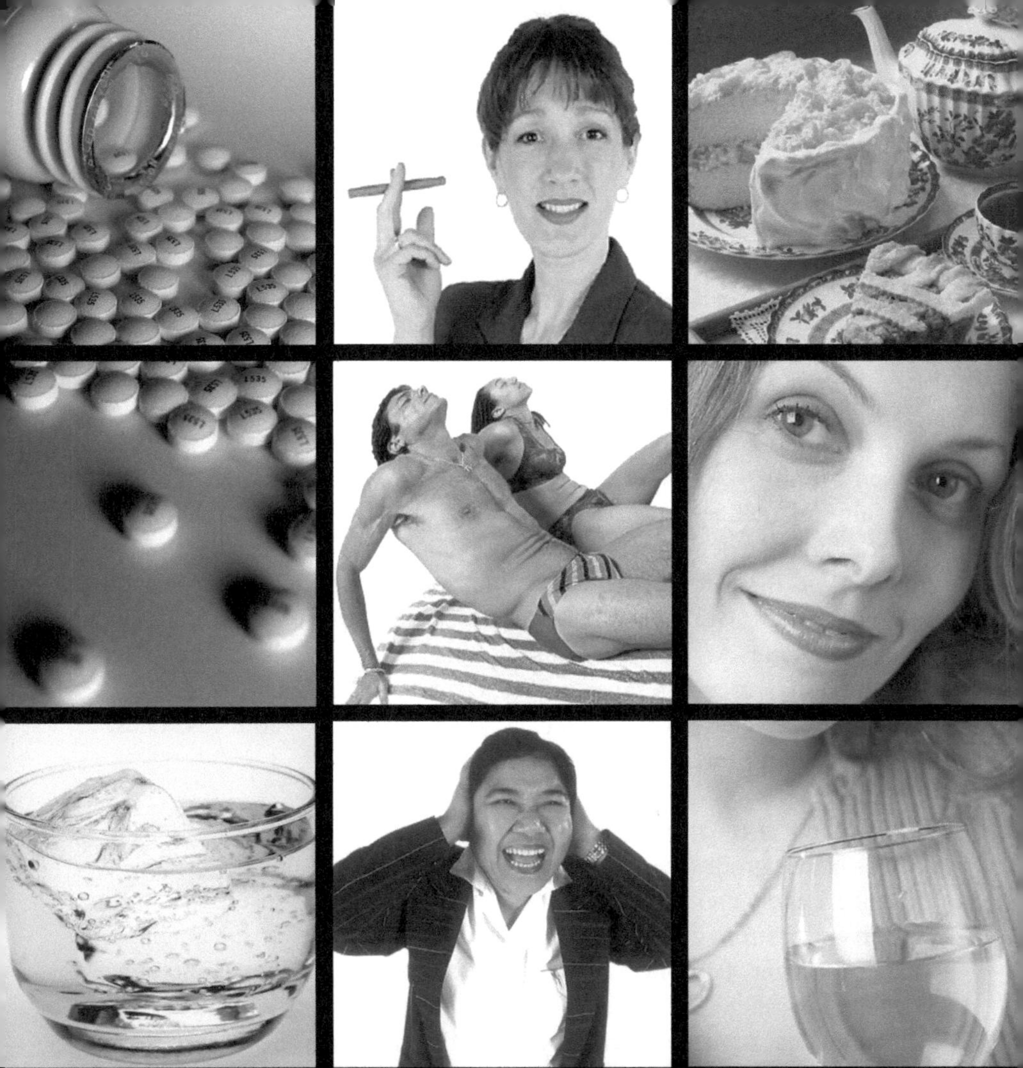

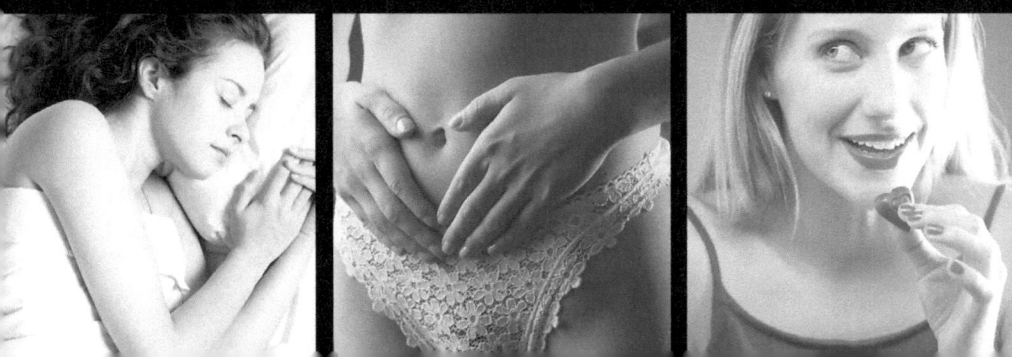

3. Kapitel

Die schlimmsten Altmacher

Die schlimmsten Altmacher

Alles was unserem Körper und unserer
Seele nicht gut tut, das lässt uns sichtbar
und fühlbar vorzeitig altern

Der Tag fängt schon schrecklich an. Sie haben verschlafen und müssen sich nun im Turbo-Tempo fertig machen für die Arbeit. Unterwegs bauen Sie mit Ihrem Auto fast einen Unfall, weil Sie in der Eile die Vorfahrt missachtet haben. Endlich im Büro, da meckert auch schon der Chef. Und dann der Riesenberg Arbeit. Ständig klingelt das Telefon. Sie spüren wie Ihr Herz rast. In der Mittagspause verdrücken Sie schnell eine Bratwurst, weil schon der nächste Termin auf Sie wartet. Hektik, Stress und nur Ärger. Es wird spät, sehr spät. Zu Hause wartet der Partner und ist ziemlich sauer auf Sie. Die Kinder schreien. Sie sind völlig am Ende. Und morgen geht dasselbe Spiel von vorne los. Diese Szenerie zeigt Stress in seiner schlimmsten Form.

Stress ist der größte Körperfeind

Stress ist der größte Feind unserer Gesundheit. Eigentlich gehört Stress ja zum Leben und ist eine sinnvolle Sache. Schon unsere Urahnen haben unter Stress genau so reagiert wie wir heute, wenn sie von einem Säbelzahntiger bedroht wurden. Stress war in diesem Falle eine Lebenssicherung: Denn bei Gefahr schaltet sich ein Angriffs- bzw. Fluchtmechanismus ein, der besonders leistungsfähig macht. Die Sinne werden geschärft, man ist kreativer, kann schneller denken und handeln. Der Körper läuft auf Hochtouren und ist der Gefahr besser gewachsen. Nur dass heute der Säbelzahntiger z.B. eher der Chef ist – und vor dem kann man nicht so einfach die Flucht ergreifen.

Ständig unter Druck macht krank

Negative Wirkungen von Stress treten immer auf, wenn der Stress nicht zeitnah abgebaut werden kann und sich im Körper regelrecht aufstaut. Wenn man dem Stress ausgeliefert ist und keine Möglichkeit sieht diesem zu entkommen, dann machen sich ernsthafte Folgen physischer und psychischer Natur bemerkbar. Der Blutdruck steigt dauerhaft, Herz und

Gefäße leiden. Es können Magengeschwüre auftreten. Auch Hauterkrankungen wie Neurodermitis oder Allergien werden ausgelöst. Das Immunsystem macht irgendwann schlapp. Kurz: Der allgemeine Gesundheitszustand verschlechtert sich dramatisch. Langfristig vermindern sich das Leistungsniveau und die Konzentrationsfähigkeit. Fast immer sind typische Zivilisationskrankheiten wie zum Beispiel Bluthochdruck oder Herzleiden die Folge von Dauerstress.

Lecker, aber sehr gefährlich

Die nächste Szene: Sie beißen genüsslich in einen leckeren Schokoladen-Muffin. Sie spüren, wie der geschmeidige Teig auf der Zunge zergeht. Sie fühlen regelrecht, wie die Aromen von Schokolade und Vanille jede einzelne Geschmacksknospe verwöhnen, wie Ihre Nervenzellen vor Freude tanzen. Mit jedem Bissen in diese wunderbare Leckerei steigen Ihre Glücksgefühle. Doch leider hat dieser süße Genuss auch seine Kehrseiten, und zwar nicht nur in Form von bösen Kalorien. Es ist der Zucker, der diese Leckerei und alle anderen Süßigkeiten so gefährlich macht. Mit jedem Bissen in das süße Vergnügen werden Moleküle in unserem Körper freigesetzt, die das Kommando geben: mehr davon!

Zucker macht süchtig

Forscher haben festgestellt, dass Zucker wie eine Droge wirkt. Zucker ist nämlich die einfachste Zutat, die Lebensmittel besonders lecker schmecken lassen. Zucker wirkt wie ein Geschmacksverstärker, der das Verlangen nach Mehr auslöst. Dabei setzt Zucker im Gehirn Dopamin und körpereigene Opiate frei, weshalb er tatsächlich süchtig machen kann. Kein Wunder also, dass die Nahrungsmittelindustrie ihre Leckereien stark zuckert und damit ein Vermögen verdient.

Böse Geschmacksverstärker

Zucker ist aber nicht der alleinige Bösewicht in unseren Lebensmitteln. Es gibt noch einen weiteren Übeltäter, der unsere Sinne täuscht: der Geschmacksverstärker Mononatriumglutamat. Dieser Stoff, in der Zutatenliste bei Lebensmitteln auch als "Hefeextrakt" getarnt, wird von der Lebensmittelindustrie besonders gerne eingesetzt. Das Mononatriumglutamat wirkt direkt auf unsere Geschmacksrezeptoren, die blitzschnell Signale ans Gehirn senden: das ist superlecker. Und das

Gehirn verlangt immer mehr davon. Ein Beispiel: Haben Sie sich schon einmal vorgenommen nur wenige Kartoffelchips zu knabbern und den Rest in der Tüte zu belassen, um ihn irgendwann später zu naschen? Na, sicher essen Sie immer mehr von den Chips, als es Ihnen eigentlich recht ist, oder? Und schlimmstenfalls haben Sie am Ende doch die ganze Tüte Chips weggefuttert. Kennen Sie das?

Die Verführung des Gehirns

Schuld an dieser unerklärichen Naschsucht ist in diesem Falle der Geschmacksverstärker Mononatriumglutamat. Er täuscht einen tollen Geschmack vor und setzt dabei die natürliche Kontrollfunktion des Gehirns schachmatt. Das Gehirn kann das Hungergefühl und den Appetit nicht mehr steuern. Obwohl Sie längst satt sein müssten, haben Sie weiterhin das unbändige Verlangen nach diesen leckeren Kartoffelchips. Und plötzlich ist die ganze Tüte leer. So ist das!

Gewinner ist die Lebensmittelindustrie

Die Lebensmittelindustrie setzt bewusst die Verführer Zucker und Geschmacksverstärker ein, um satte Gewinne mit ihren Produkten zu machen. Neben Zucker und Geschmacksverstärkern kommen aber auch noch künstliche Aromen und Farbstoffe zum Einsatz, denn Nase und Augen essen ja schließlich auch mit. Mit solchen industriell aufbereiteten Lebensmitteln werden unsere Sinne dermaßen verführt und getäuscht, dass wir nicht mehr von ihnen ablassen können. Und das Ende vom Lied: Dank Zucker, Geschmacksverstärker und Co plündern wir unseren Kühlschrank und stopfen uns mit Lebensmitteln voll, obwohl wir überhaupt nicht hungrig sind. Wir werden immer fetter, typische Zivilisationskrankheiten wie Diabetes und Bluthochdruck machen uns das Leben schwer. Und letztlich altern wir so wesentlich schneller.

Noch mehr Altmacher

Zucker, Geschmacksverstärker, Farbstoffe und künstliche Aromen sind aber noch nicht das Ende der Fahnenstange der Altmacher. Es gibt natürlich noch weitere: Alkohol, Rauchen, tierische Fette, UV-Strahlung, Crash-Diäten, trockene Luft, Bewegungsmangel, zuwenig Flüssigkeit und Schlafmangel. Dies sind ebenfalls schlimme Altmacher, die uns großen Schaden zufügen.

Der böse Alkohol

Zuviel Alkohol überfordert unsere Leber, die ja unser wichtigstes Entgiftungsorgan ist. Wenn man zuviel Alkohol trinkt, wird die Entgiftung des Körpers behindert. Wichtige Vitalstoffe aus der Nahrung können nicht mehr richtig verstoffwechselt werden. Auf Dauer schadet man mit zuviel Alkohol nicht nur der Leber, sondern dem ganzen Körper. Giftstoffe sammeln sich in den Geweben an, die Durchblutung wird vermindert und das Immunsystem wird geschwächt. Die Haut wird fahl und grau.

Viel Rauch um ein schlimmes Laster

Rauchen ist ein ganz böser Altmacher. Zigarettenrauch enthält hunderttausende zellzerstörende Verbindungen und Giftstoffe, die unsere Blutgefäße verengen und auf Dauer stark schädigen. Die Giftstoffe aus dem Rauch gelangen durch die Lunge über das Blut in alle Körperzellen. Diese altern dadurch nicht nur vorzeitig, sondern können auch entarten und Krebs auslösen. Der Raucherhaut sieht man dieses Laster nur zu gut an.

Fett macht nicht nur fett

Die falschen Fette in unserer Nahrung, hauptsächlich tierische und gehärtete Fette, wirken entzündungsfördernd und schädigen unsere Adern. In den Blutgefäßen können diese Fette abgelagert werden und zu Verengungen führen, die die Durchblutung deutlich stören. Eine Mangeldurchblutung verhindert eine ausreichende Versorgung mit Sauerstoff und Nährstoffen, wodurch das betroffene Gewebe letztlich sogar absterben kann.

Die Schattenseiten der Sonne

Gut 90 Prozent der vorzeitigen Hautalterung geht auf das Konto von exzessiven Sonnenbädern. Die Überdosierung von UV-Licht, auch im Solarium, reizt die Haut. Es entstehen Mikroentzündungen oder schlimmstenfalls sogar der gefürchtete Sonnenbrand, wodurch das Hautgewebe bis in die Tiefe geschädigt wird. Nicht nur Falten und Altersflecken entstehen durch zuviel UV-Strahlung, auch Hautkrebs wird dadurch gefördert. Die Hautzellen entarten durch zuviel UV-Belastung dermaßen, dass der Körper nicht mehr in der Lage ist, den entstandenen Schaden zu reparieren.

Radikal-Diäten machen nicht nur schlank

Sogenannte Crash-Diäten sind Gift für unsere Gesundheit. Die oft sehr einseitige und stark eingeschränkte Ernährungsweise liefert dem Körper nicht alle notwendigen Vitalstoffe, die er für eine reibungslose Funktionsweise braucht. Außerdem sind solche Diäten Stress für den Organismus, und der macht nicht schlank, sondern alt.

Trocken macht krank

Vor allem im Winter schadet trockene Heizungsluft unserer Gesundheit. Die Haut trocknet fühl- und sichtbar aus. Unsere Bronchien werden durch die trockene Luft gereizt, was zu Problemen in den Atemwegen führen kann. Krankheitserregern werden so Türen und Tore geöffnet, die dann unser Immunsystem schwächen. Und damit man nicht von innen vertrocknet und der Körper Giftstoffe gut ausspülen kann, sollte man täglich genug kalorienfreie Flüssigkeit trinken.

Wer rastet der rostet

Wer seinen Körper nicht ausreichend bewegt, der sorgt dafür, dass Knochen und Muskeln nachhaltig verkümmern. Eine zu schwache Muskulatur ist Ursache für viele Beschwerden wie Rückenschmerzen oder Verspannungen, die ganz schön nervig sein können. Ausreichende Bewegung hält also den Körper schön geschmeidig und fit.

Schlaf lädt unsere Akkus auf

Mangelnde Regeneration durch ausreichenden Schlaf führt zu einer Überproduktion von Stresshormonen. Diese Stresshormone schaden auf Dauer unseren Organen und lassen sie vorzeitig altern. Bereits eine schlaflose Nacht kann man deutlich spüren und auch äußerlich gut erkennen. Guter Schlaf sorgt schließlich dafür, dass wir unsere Kräfte regenerieren und fit und vital aufwachen.

Wissen ist Macht

Sicher wissen Sie selbst nur zu gut, dass all diese Altmacher nicht gut für Ihre Gesundheit sind und Ihnen nur schaden. Wenn Sie etwas dagegen unternehmen möchten, dann sollten Sie zunächst die Reaktionen unseres Körpers auf diese Altmacher näher kennenlernen. Im nächsten Kapitel möchte ich Ihnen diese Vorgänge in unserem Körper etwas eingehender erläutern.

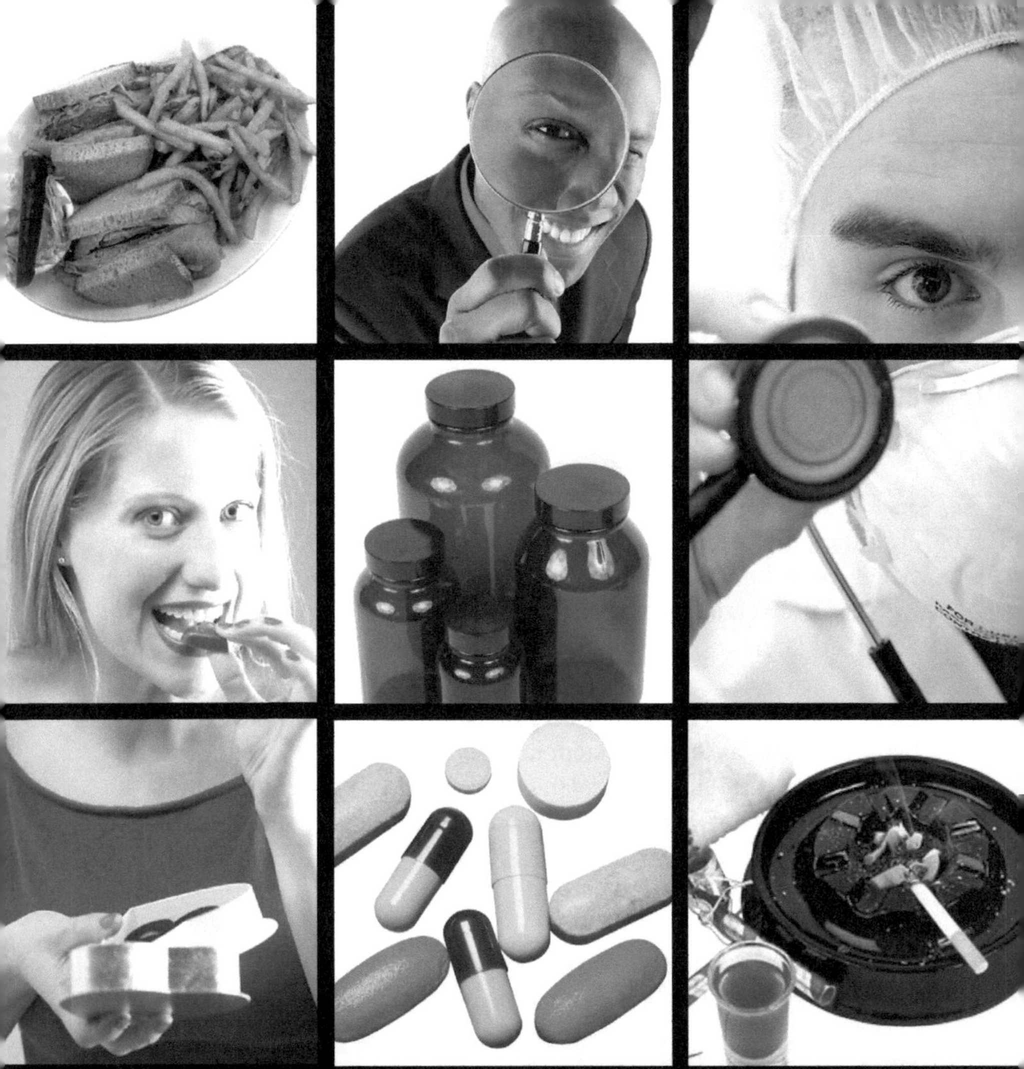

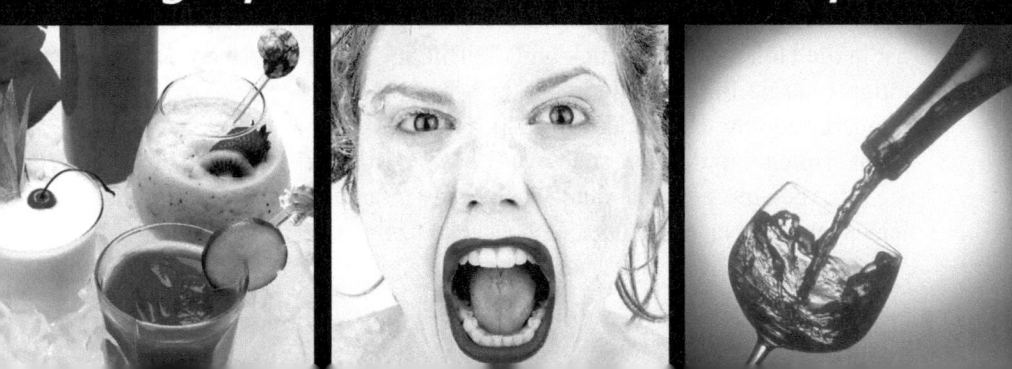

4. Kapitel

Die größten Feinde unseres Körpers

Die größten Feinde unseres Körpers

Ein Leben unter Dauerstress und eine unbedachte Ernährungsweise lassen nicht nur unser Spiegelbild alt aussehen

Im vorigen Kapitel haben Sie die schlimmsten Altmacher kennengelernt. Sicher wissen Sie nur zu gut, dass die falsche Ernährung und zuviel Stress nicht gut für die Gesundheit und somit logischerweise auch Altmacher sind. Aber warum ist das eigentlich so? Was passiert eigentlich in unserem Körper, wenn wir ständig unter "Hochspannung" stehen oder zum Beispiel zuviel Zucker und künstliche Lebensmittel-Zusatzstoffe verzehren? Genau das möchte ich Ihnen auf den folgenden Seiten erklären.

Der Sinn unseres Stress-Systems

Im Grunde ist das Stress-System in unserem Körper ein wichtiger Überlebensfaktor, das uns immer dann sehr nützlich ist, wenn wir plötzlich ganz schnell auf eine Gefahrensituation reagieren müssen. Zum Beispiel dann, wenn wir im Auto ganz doll "in die Eisen" gehen müssen, weil der Vorderwagen urplötzlich scharf bremst. In so einer Situation müssen wir blitzschnell reagieren ohne großartig nachzudenken. Und genau für solche Blitz-Reaktionen ist unser Stress-System perfekt ausgelegt. Nicht aber für Dauerstress.

Wirkungen von Stress im Körper

Wenn wir in eine Not- oder Gefahrensituation geraten und blitzschnell reagieren müssen, dann läuft unser Organismus unmittelbar auf Hochtouren. Die Nebennierenrinde schüttet das Stresshormon Cortisol aus, was unsere Reaktionsfähigkeit extrem steigert. Die Herzfrequenz rast in die Höhe, der Blutdruck und die Blutzuckerwerte steigen, um die nötige Energie für eine Blitzreaktion bereit zu stellen. Nach dieser oft lebensrettenden Blitzreaktion normalisiert sich dann auch der Cortisolspiegel und damit auch der Blutdruck und die Blutzuckerwerte wieder. Auch morgens vor dem Wachwerden arbeitet unser Körper ähnlich: nach der Nachtruhe erreicht der Cortisolspiegel seinen höchsten

Tageswert, damit unsere Organe aktiv werden können. Wenn wir dann auf Trab gekommen sind, dann sinkt der Cortisolspiegel wieder ab. Der Tag kann also beginnen.

Chronischer Stress wirkt zerstörerisch

Wenn man nun permanent unter Druck steht und der Stress chronisch wird, dann bleibt der Cortisolspiegel konstant hoch. Der Blutdruck und die Blutzuckerwerte steigen dauerhaft, was sehr schlimme Folgen hat. Durch den konstant hohen Cortisolspiegel werden Nervenzellen abgetötet, wodurch die Gedächtnisleistungen zunehmend abnehmen. Auch das Hörzentrum kann unter Dauerstress böse angegriffen werden, wodurch sich ein Tinnitus, ein sehr störender Dauerpiepton im Ohr, entwickeln kann.

Dauerstress ist sogar tödlich

Der Tinnitus wird auch als Infarkt im Ohr bezeichnet. Dauerstress kann aber selbstverständlich auch einen Herzinfarkt verursachen. Die Stresshormone halten den Blutdruck auf Hochtouren und der Blutzuckerspiegel wird krankhaft erhöht. Die Eiweiße aus den Muskeln werden zusätzlich zu Glukose (Zucker) umgewandelt, wodurch sich auch vermehrt Fette bilden. Aus diesen Fettstoffen entstehen schließlich Plaques, die die Wände der Adern verstopfen. Die schreckliche Folge von diesen Plaque-Ablagerungen fürchten wir alle: Herzinfarkt oder Schlaganfall.

Stress macht krank und alt

Wenn der Körper dauerhaft unter Stress auf Hochtouren läuft, dann kann das Stresshormon Cortisol also reichlich Unheil anrichten. Wenn die Adern durch Ablagerungen verengt werden, dann kommt es folglich zu einer verminderten Durchblutung. Und diese mangelhafte Durchblutung schädigt nicht nur Herz und Gehirn, sondern alle wichtigen Organe unseres Körpers. Auch unsere Haut wird also schlechter durchblutet und somit nicht mehr optimal über das Blut mit Nährstoffen versorgt. Und das sieht man schließlich der Haut irgendwann sehr deutlich an: die Haut wirkt fahl, trocken und neigt zur Bildung von Falten und typischen Altersflecken. Genau deswegen ist chronischer Stress ganz eindeutig der größte Feind unseres Körpers, der uns durch und durch, vom Kopf bis zu den Füßen alt und krank macht.

Lecker, aber gefährlich

Soviel zum Thema Stress und Altern. Jetzt denken Sie einfach noch einmal an den leckeren Schoko-Muffin. Vielleicht gönnen auch Sie sich Schoko-Muffins, Donuts & Co als sogenannte Nervennahrung, wenn Sie unter Druck stehen und ziemlich gestresst sind. Okay, solche süßen Sünden befriedigen auf den ersten Blick die gestresste Seele. Diese süße Belohnung ist wie Balsam für die strapazierte Seele: der Genuss von Zucker beruhigt tatsächlich die gestressten Nerven. Aber leider nur für einen kurzen Moment – und das mit verheerenden Folgen.

Die Bombe in uns

Ist der Körper durch Stress schon deutlich belastet, so wird er nun noch zusätzlich von einer wahren Kalorienbombe attackiert. Diese zuckersüße und fettreiche Kalorienbombe heißt nicht nur so, sie wirkt auch wie eine Bombe in unserem Körper. Wussten Sie eigentlich, dass diese Kalorienbomben mehr Menschen töten, als zum Beispiel Seuchen, Kriege oder schwere Katastrophen? Tatsächlich sterben laut Weltgesundheitsorganisation jedes Jahr mehr als 20 Millionen Menschen an den Folgen einer falschen Ernährung mit solchen Kalorienbomben. Nun wissen Sie also auch, warum man diese süß-fetten Leckereien als Bomben bezeichnet: weil sie wirklich töten können! Doch was ist denn nun so gefährlich an diesen wohlschmeckenden Kalorienbomben? Ganz einfach: es ist die gefährliche Mischung aus gehärteten Fetten und Kohlenhydraten.

Fett macht nicht nur fett

Eigentlich sind Fette und Kohlenhydrate neben Eiweißen wichtige Nährstoffe, die uns die nötige Energie zum Leben liefern. Wenn allerdings die Fette und Kohlenhydrate durch industrielle oder künstliche Aufbereitung verändert bzw. modifiziert werden, dann werden diese Nährstoffe plötzlich so gefährlich wie Gift. Wenn viel Zucker, Butter, Weißmehl, Backpulver und Eier in heißem Öl frittiert werden, dann entsteht daraus eine gefährliche Kalorienbombe namens Donut. Durch die spezielle Art der Zubereitung, durch Braten, Backen oder Frittieren, werden die Fette gehärtet. Und gerade in fettgebackenen Süßwaren wie Donuts und Muffins lauern wahre Fettattacken. Wenn wir solche Fettbomben verzehren, werden jede Menge Fettsäuren über das Blut zum Herzen gepumpt und dort in den Herzzellen eingelagert.

Modifiziertes Fett ist ein Killer

Werden nun regelmäßig solche Fettsäuren aus der Nahrung zum Herzen gepumpt, dann wird in den roten Herzmuskelzellen immer mehr Fett eingelagert und verwandelt diese in weiß-gelbe Fettdepots. Auf Dauer verfettet so das Herz und es kann seine Aufgaben nicht mehr optimal erfüllen. Dasselbe gilt übrigens auch für alle anderen Organe in unserem Körper. Diese Fette lagern sich jedoch nicht nur in den Organen ab, sondern bilden auch die gefürchteten Plaques, die unsere Adern verstopfen. Wie Sie ja bereits wissen, ist eine Durchblutungsstörung mit allen Begleiterscheinungen die Folge. Das Ende vom Lied ist Ihnen auch schon bekannt: Herzinfarkt oder Schlaganfall zum Beispiel.

Zuwenig Fett ist auch nicht gut

Die logische Schlussfolgerung auf die gefährlichen Fettattacken wäre also eine konsequente Fettreduktion in unserer Ernährung. Aber leider kann auch eine übertriebene Fettreduktion gefährlich werden. Die Amerikaner haben es uns vorgemacht: sie haben Fett weitgehend aus ihrer Nahrung verbannt und futtern nun fettreie oder fettreduzierte Lightprodukte. Und trotzdem werden genau diese Fettvermeider immer dicker. Die Erklärung für dieses Phänomen ist einfach: wer auf Fett verzichtet, der ersetzt dieses automatisch durch Kohlenhydrate. Darauf reagiert der Körper mit der Ausschüttung von Insulin. Bei einer vermehrten Zufuhr von Kohlenhydraten sorgt nun das Insulin dafür, dass diese als Fett im Körper gespeichert werden. Und schon sind wir wieder beim Fett als Krank- und Altmacher.

Die richtige Fett-Formel

Zuviel Fett macht krank, zuwenig Fett aber auch. Wieviel Fett soll denn nun eine gesunde Ernährung enthalten? Rund 40 Prozent der insgesamt aufgenommenen Kalorien sollte aus Fett bestehen. Achten Sie aber bitte darauf, dass Sie möglichst wenig veränderte Fette, die beim Braten, Backen oder Frittieren entstehen, verzehren. Gesund sind tatsächlich nur naturbelassene und unbehandelte Fette aus verschiedenen Pflanzen oder Meeresfischen. Genaueres dazu erfahren Sie im nächsten Kapitel.

Süße Sünden mit Nebenwirkungen

Damit ist das Thema Schoko-Muffin, Donut & Co aber nocht nicht beendet. Denn neben einer wahren Fettflut enthalten diese süßen

Sünden natürlich auch jede Menge Zucker. Und Zucker ist ebenfalls ein böser Übeltäter für unsere Gesundheit. Zwar benötigt unser Gehirn viel Zucker als Energielieferant, aber zuviel des Guten ist eben auch nicht gut. Unser Gehirn macht nur rund zwei Prozent unseres Körpergewichts aus, verbraucht aber 50 Prozent der Glukose (Zucker), die wir dem Körper zuführen. In stressigen Phasen können es durchaus sogar 90 Prozent werden, was dann den typischen Heißhunger auf süße "Nervennahrung" erklärt. Wenn aber das Gehirn seinen Bedarf an Glukose gedeckt hat, dann wird die überschüssige Glukose in Fett umgewandelt.

Mikroentzündungen durch Zucker
Wer nun ständig zuviel Fett aufnimmt, der wird selbst irgendwann fett. Und Übergewicht ist auch eine der Hauptursachen für vorzeitige Alterserscheinungen. Der dauerhaft erhöhte Blutzuckerspiegel bei Übergewichtigen führt zum Diabetes Typ 2 mit all seinen schlimmen Folgen. Durch den erhöhten Blutzuckerspiegel werden die Zellen aller Organe gereizt, was zu Mikroentzündungen führt. Diese Mikroentzündungen wiederum schädigen die Zellen dauerhaft, was schließlich den Alterungsprozess massiv vorantreibt.

Verzuckerung bedeutet Zerstörung
Damit ist aber die Geschichte vom bösen Fett und Zucker immer noch nicht beendet. Denn in jeder Sekunde findet in unserem Körper ein zerstörerischer Prozess statt, der als Glykation bezeichnet wird. Glykation bedeutet nichts anderes als Verzuckerung. Dabei verbindet sich ein Glukose-Molekül mit einem Protein-Molekül, wodurch eine beschädigte Struktur entsteht, die ihre ursprüngliche Funktion nicht mehr ausführen kann. Was jetzt so kompliziert klingt, das möchte ich Ihnen nun etwas anschaulicher erklären.

Steaks aus der Pfanne und Altersflecken
Wenn Sie ein Steak in der Pfanne braten, dann entwickelt sich eine feine braune Kruste und das typische Brataroma. Dafür sind chemische Prozesse verantwortlich, wodurch sich Zuckermoleküle mit den Eiweißen aus dem Fleisch verbinden. Dabei entstehen dunkle Pigmente, sogenannte Melanoidine, die für die Farbe von gebratenen, gebackenen oder gerösteten Lebensmitteln verantwortlich sind. Diese Pigmente

sehen zwar appetitlich aus und geben den typischen Geschmack, aber die Lebensmittel verlieren durch diese Zubereitung an Nährwert. Ähnliches passiert auch in unserem Gewebe, wenn sich Zuckermoleküle mit Proteinen verbinden. So wie das Fleisch in der Pfanne bräunt, so haben Pigment- und Altersflecken ihre Ursache in genau derselben Reaktion, nämlich der Glykation.

Zucker verbindet sich mit Protein

Bei der Glykation handelt es sich um eine Reaktion, bei der es zur Bildung von freien Radikalen mit Gewebeschäden kommt. Es bilden sich Zucker-Protein-Verbindungen, sogenannte **A**dvanced **G**lycation **E**ndproducts, die kurz als AGE bezeichnet werden. Diese AGE zerstören das Gewebe aller Organe und sind verantwortlich für Arteriosklerose, Augenschäden und viele typische Alterserscheinungen und -erkrankungen. AGE lassen auch unsere Haut altern und verursachen typische Hautalterungserscheinungen wie zum Beispiel die eben erwähnten Altersflecken.

Glykation als Haupt-Altmacher

Unser Bindegewebe besteht aus parallel zueinander verlaufenden, elastischen Fasern. Wenn sich nun Zuckermoleküle mit den Proteinen dieser Fasern verbinden, dann verhärten diese und werden steif. Folgen dieser Glykation sind verhärtete Blutgefäßwände, die Versteifung von Gelenkkapseln oder auch die Trübung der Augenlinsen. Auch die Kollagenfasern unserer Haut verhärten sich, wodurch Falten entstehen. Von der Glykation sind alle Gewebe unseres Körpers, also alle Organe, betroffen. Je mehr Zuckermoleküle sich mit Proteinen verbinden, desto mehr Schaden wird also in unserem Körper angerichtet, desto schneller altern wir. Wenn wir also etwas gegen das Altern unternehmen möchten, dann müssen wir etwas gegen diese Reaktion in unserem Körper, gegen diese Glykation, unternehmen. Was wir da tun können, das verrate ich Ihnen später in diesem Ratgeber.

Immunschwäche ist der Anfang vom Ende

Zusammenfassend lässt sich feststellen, dass Dauerstress, modifizierte Fette und ein übermäßger Zuckerkonsum unser komplettes Organsystem schädigt. Es kommt zu Entgleisungen unseres Stoffwechsels, die Hormon-Balance gerät durcheinander und unser Immunsystem wird geschwächt. Ein schwaches Immunsystem ist der Wegbereiter für alle möglichen Krankheiten und somit für die vorzeitige Alterung unseres Körpers. Im nächsten Kapitel lernen Sie die Freunde unseres Körpers und damit natürliche Maßnahmen gegen die Alterung kennen.

Die größten Feinde unseres Körpers und ihre Auswirkungen

1. Chronischer Stress
- erhöht das Stresshormon Cortisol dauerhaft
- Cortisol steigert Blutdruck
- Cortisol erhöht Blutzucker

Auswirkungen:
- Nervenzellen sterben ab
- Gedächtnisleistungen nehmen ab
- Gefäßsystem wird überlastet

Mögliche Folgen u.a.: Arteriosklerose, Tinnitus, Herzinfarkt, Schlaganfall, Immunschwäche

2. Modifizierte Fette
- lagern sich in Organen ein (z.B. Herzverfettung)
- Plaquebildung im Gefäßsystem

Auswirkungen:
- Durchblutungsstörungen
- mangelnde Organversorgung mit Nährstoffen

Mögliche Folgen u.a.: allgemeines Organversagen (z.B. Herz, Leber, Nieren), Immunschwäche

3. Erhöhter Zuckerkonsum
- erhöht Blutzuckerspiegel
- Insulinspiegel steigt

Auswirkungen:
- überschüssiger Zucker wird in Fett umgewandelt
- Mikroentzündungen in Zellen und Organen
- Glykation von Proteinen und Geweben

Mögliche Folgen u.a.: Diabetes Typ 2, Organschäden aller Art, Bindegewebszerstörung, Immunschwäche, Hautalterung

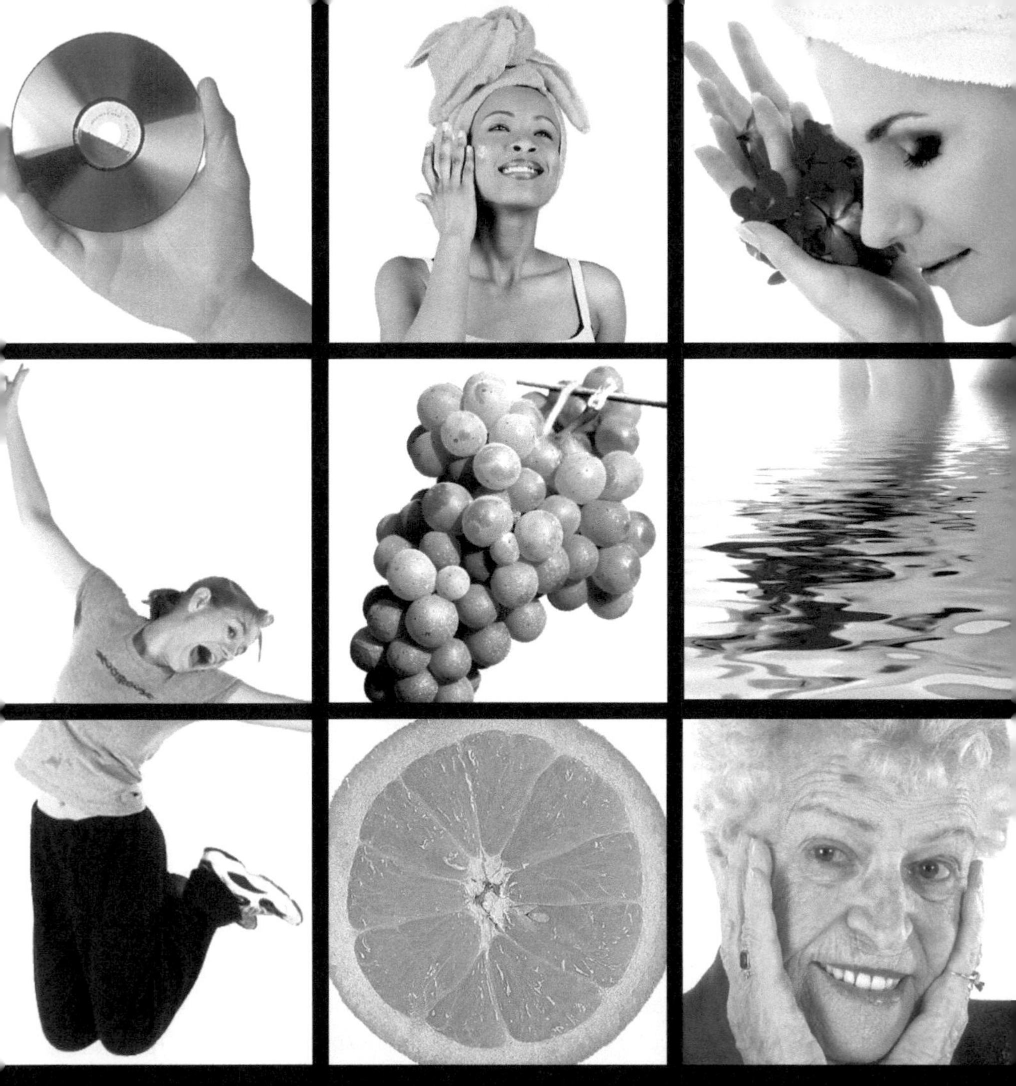

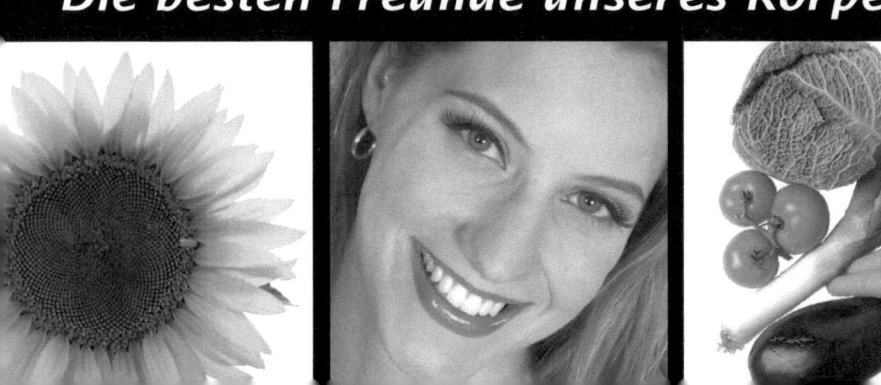

5. Kapitel

Die besten Freunde unseres Körpers

Die besten Freunde unseres Körpers

Alles, was Leib und Seele gut tut
und auch gut für Leib und Seele ist,
das hält uns lange jung und vital

Die größten Feinde unseres Körpers sind natürlich auch die größten Feinde unserer Jugendlichkeit. Stress zerrt nicht nur an unseren Nerven, sondern schadet ganz allgemein unserer Gesundheit und damit unserer Ausstrahlung. Eine unausgewogene Ernährungsweise mit viel Fast Food und Süßigkeiten setzt unserer Gesundheit zusätzlich böse zu. Beide Feinde zusammen, Stress und eine ungesunde Ernährungsweise, sind ganz klar neben einigen weiteren Faktoren, die ich Ihnen bereits erläutert habe, die Hauptübeltäter in Sachen vorzeitiger Alterung. Jetzt lernen Sie die besten Freunde unseres Körpers kennen.

Wissen tut der Seele gut

Wenn man selbst im tiefsten Stress gefangen ist und scheinbar keinen Ausweg aus dieser Situation findet, dann ist es zunächst einmal wichtig, dass man sich die Stressauslöser einmal ganz deutlich vorknöpft. Stress in der Familie oder Stress im Beruf kennen wir wohl alle. Aber auch Stress mit der eigenen Person ist nicht zu verachten. Auslöser für diese Arten von Stress sind fast immer Probleme oder Konflikte mit anderen Personen oder gar mit sich selbst. Zu Hause gibt es zum Beispiel Ärger mit dem Partner, mit den Kindern oder mit Familienangehörigen. Auf der Arbeit ist der Chef der Bösewicht oder aber das Arbeitspensum ist erdrückend. Und wenn man aus irgendeinem Grund mit sich selbst nicht im Reinen ist, dann hat man auch noch Stress mit sich selbst.

Professionelle Hilfe bei schweren Problemen

Wer weiß, was genau der Auslöser für seinen persönlichen Stress ist, der ist schon mal auf dem besten Wege diesen abzustellen. Allerdings ist es meistens nicht so einfach, den Partner zu ändern, die Kinder zur Raison zu bringen oder dem cholerischen Chef Paroli zu bieten. Wenn aus dem Stress allerdings ein Dauerproblem wird, dann hilft alles nichts, dann muss man seinen Mund aufmachen und dem aufgestauten Druck Luft machen. Wenn es ganz hart kommt, dann muss man sogar die Hilfe einer Freundin, eines Freundes oder gar einer professionellen Institution in Anspruch nehmen. Das ist aber nicht Thema dieses Ratgebers. Dafür gibt es spezielle Bücher wie zum Beispiel meinen Ratgeber EIN NEUES LEBEN. Darin zeige ich aus eigener Erfahrung Wege aus den tiefsten Lebenskrisen.

Raus aus dem Alltagsstress

Für den üblichen Alltagsstress gibt es aber einfache Mittel und Wege, wie man den Druck gezielt abbauen kann. Manchmal helfen schon einfachste Maßnahmen, um Körper und Seele vom Alltagsstress zu regenerieren. Ein schönes Zuhause ist zum Beispiel eines der wirksamsten Anti-Stress-Mittel überhaupt. Schaffen Sie sich zu Hause eine regelrechte Wohlfühl-Atmosphäre mit angenehmen Farben und Düften. Verwöhnen Sie Ihre Seele mit warmem Licht und angenehmen Klängen bzw. mit Ihrer Lieblingsmusik. Ob spezielle Wohndüfte, angenehmes Licht oder gute Musik, diese Maßnahmen nehmen keine Zeit in Anspruch. Sie helfen ganz einfach nebenbei die Stimmung zu verbessern und dem Alltagsstress entgegen zu wirken. Es sich zu Hause so richtig gemütlich und schön zu machen, das nennt man übrigens neusprachlich "Cocooning". Cocooning ist in der heutigen hektischen Zeit nicht ohne Grund ein absoluter Trend. Gönnen Sie sich aber auch mindestens eine kleine Pause vom Alltag, in der Sie nicht gestört werden. Genießen Sie diese Pause ganz bewusst und machen Sie nur das, wonach Ihnen gerade ist. So erholen Sie sich schnell vom üblichen Alltagsstress..

Guter Schlaf ist perfekte Regeneration

Sorgen Sie immer für einen guten Schlaf. Die beste Voraussetzung dafür ist ein bequemes Bett mit einer guten Matratze in einem Schlafzimmer ohne störende Geräusche, Gerüche oder überflüssige Elektrogeräte. Das Schlafzimmer sollte absolut dunkel sein, denn nur im Dunkeln produziert unser Gehirn wertvolles Wachstumshormon, das für eine perfekte Regeneration sorgt. Schon die geringste Lichtquelle kann den Schlaf stören. Und versuchen Sie möglichst immer zur gleichen Zeit ins Bett zu gehen: Ihr Körper lernt dann automatisch, dass es dann Zeit für die nächtliche Regeneration ist.

Optimismus wirksamer als Medikamente

Gute Laune versetzt unser Gehirn in eine besondere Aktion. Bei guter Laune kann unser Gehirn nämlich hochwirksame Substanzen bilden, die sonst nur in Medikamenten vorkommen. Zu diesen Substanzen gehören Endorphine, sogenannte Glückshormone, und das Serotonin. Diese beiden Happymaker wirken praktisch als Gegenspieler zu den Stresshormonen Cortisol und Adrenalin. Während Cortisol und Adrenalin unsere Abwehr schwächen, lassen Serotonin und Endorphine unser Immunsystem zur Höchstform auflaufen. Und wenn das Immunsystem optimal funktioniert, kann uns so schnell nichts etwas anhaben: Stress und seine negativen Auswirkungen und auch Krankheitserreger werden besser toleriert bzw. abgewehrt.

Der Glaube versetzt Berge

Wissenschaftler haben festgestellt, dass Optimisten gesünder sind und jünger wirken als Pessimisten. Optimisten glauben an eine positive Zukunft und daran, dass ihre Pläne und Vorsätze gelingen werden. Selbst schwere Probleme werden mit der nötigen Portion Optimismus wesentlich leichter gelöst. Das Zaubermittel der Optimisten sind die Glücksbotenstoffe, die durch die positive Lebenseinstellung im Gehirn produziert werden. Das Serotonin und die Endorphine wirken wie hochpotente Medikamente: sie mindern deutlich die negativen Auswirkungen von Stress und helfen somit, den Weg zur Lösung von Problemen aller Art frei zu machen. Optimismus und gute Gefühle lassen sich erlernen und trainieren. Wie das funktioniert, das verrate ich Ihnen im nächsten Kapitel.

Gesunde Ernährung für die Vitalität

Die Gesundheit ist unser höchstes Gut und die Voraussetzung für eine junge Ausstrahlung. Eine ausgewogene Ernährung mit den Nährstoffen Eiweiß, Kohlenhydrate und Fette sowie mit allen wichtigen Vitaminen, Mineralstoffen, Antioxidantien und Ballaststoffen soll uns nicht nur satt machen, sondern unseren Körper mit den notwendigen Aufbaustoffen versorgen, damit wir gesund bleiben oder es werden, falls wir mal krank sind. Wer sich bewusst gesund ernähren will, der muss darauf achten, so wenig wie möglich industriell verarbeitete Lebensmittel zu verzehren. Je stärker der Grad der Verarbeitung, desto größer ist eine mögliche Schädigung unseres Körpers. Allerdings: Wenn Sie nur selten mal zu

Süßigkeiten, Fertiggerichten oder sogenanntem Junkfood greifen, dann kann Ihr Körper das durchaus gut verkraften. Aber in der Regel sollten Sie sich gesund ernähren, wenn Sie Ihre Vitalität und Ihre jugendliche Ausstrahlung lange erhalten wollen.

Gesund essen ist einfach

Frische Lebensmittel sind das A und O in der gesunden Ernährung. Ob Obst und Gemüse, Salate, Milchprodukte, Vollkornbrot, Fisch oder mageres Geflügel und Fleisch – die Lebensmittel sollten in jedem Fall möglichst frisch sein. Bei der Zubereitung sollte man stets darauf achten, diese gesunden Lebensmittel nicht zu zerkochen oder zu stark zu braten oder zu backen. Gerade beim Braten, Backen und Frittieren entstehen schnell ungesunde Fette, die unserer Gesundheit schaden. Schonende Zubereitung heißt also die Lösung. Dazu ein Tipp von mir: Beim Braten kann man in vielen Fällen sogar auf Öl oder Fett verzichten und stattdessen etwas Wasser in die Pfanne geben. Probieren Sie es einfach mal aus. Und wenn Sie keine frischen Lebensmittel im Haus oder keine Zeit zum Kochen haben, dann gibt es heutzutage glücklicherweise immer mehr leckere Tiefkühl-Gerichte, die auf die Zugabe von Zusatzstoffen wie Geschmacksverstärker verzichten. Die sind ratzfatz zubereitet und auf jeden Fall besser als zum Beispiel Currywurst mit Pommes Frites. Denken Sie bitte immer an das Sprichwort: Du bist, was du isst!

Getränke sind auch wichtig

Bei all den Ratschlägen rund um die Ernährung sollte man die Getränke natürlich nicht vergessen. Zu den gesündesten Getränken gehören Mineralwasser, Kräuter- und Früchtetees. Diese Getränke füllen die Flüssigkeitsspeicher im Körper auf. Wer täglich rund 1,5 bis 2 Liter Mineralwasser oder Tee trinkt, der unterstützt so die Nierentätigkeit und damit auch deren Entgiftungsfunktion. Außerdem wird die Haut von innen gut durchfeuchtet, was sie deutlich praller und jünger aussehen lässt. Andere Getränke wie Kaffee, gezuckerte Limonaden, aber auch viele süße Säfte zählen zu den Genussmitteln und sollten deswegen nur in Maßen getrunken werden. Zum Thema Alkohol muss ich wohl nicht viel sagen: Alkohol ist ein böser Überltäter für unsere Gesundheit. Aber die Dosis macht ja schließlich das Gift. Und so ist ab und zu mal ein Gläschen in Ehren absolut okay.

Gute Fette – schlechte Fette

Fette und Öle sind aus unterschiedlichen Fettsäuren aufgebaut.

Gute Fettsäuren:
• **Einfach ungesättigte Fettsäuren** aus Olivenöl, Rapsöl oder Erdnussöl, aus Avocado, Macadamianüssen und Samen.
Diese Fettsäuren werden von unseren Verdauungsenzymen besser aufgespalten als gesättigte Fettsäuren. Sie fördern den Transport von Cholesterin und regulieren die Blutfettwerte positiv. Damit senken sie das Risiko von Herz-Kreislauferkrankungen.
Verwendung: Diese Öle sind relativ hitzebeständig und können auch als Bratfett verwendet werden.

• **Mehrfach ungesättigte Fettsäuren** aus Sonnenblumenöl, Distelöl, Leinöl, Walnussöl, Weizenkeimöl, aber auch aus Lachs, Makrele und Hering sowie aus Getreide.
Diese Fettsäuren müssen täglich mit der Nahrung aufgenommen werden, da sie nicht vom Körper selbst hergestellt werden können. Sie werden besonders schnell vom Körper verwertet und senken damit die Blutfettwerte. Dadurch senken sie den Blutdruck und mindern das Herzinfarktrisiko. Zu dieser Fettgruppe gehören die bekannten Omega-3, -6 und -9 Fettsäuren.
Verwendung: Nur für die kalte Küche zur Herstellung von z.B. Salatdressing. Die fetten Fische Lachs, Hering oder Makrele sollten als "Herzschützer" öfter auf dem Speisenplan stehen.

Schlechte Fettsäuren:
• **Gesättigte Fettsäuren** in Fleisch, Wurst, Butter, Sahne, Hartkäse, Kokosfett, Eiern, Knabberartikeln, Kuchen, Pizza und gehärtete Fette in vielen Fertigprodukten.
Gesättigte Fette erhöhen den Cholesterinwert und lagern sich besonders leicht an den Gefäßwänden ab.
Tipp: Man sollte maximal 10 Prozent des täglichen Fettbedarfs mit gesättigten Fetten decken.

• **Transfette** in Fettgebäck, Pommes Frites, Chips, gehärteter Margarine, in Fett gerösteten oder frittierten Lebensmitteln.
Transfette entstehen bei der industriellen Erhitzung und Härtung von mehrfach ungesättigten Fettsäuren. Diese chemisch veränderten Fette erhöhen die Blutfettwerte. Sie verursachen nicht nur Herz-Kreislauf-Erkrankungen, sondern machen auch dick.
Tipp: Transfette sollte man möglichst komplett vermeiden oder nur sehr selten verzehren.

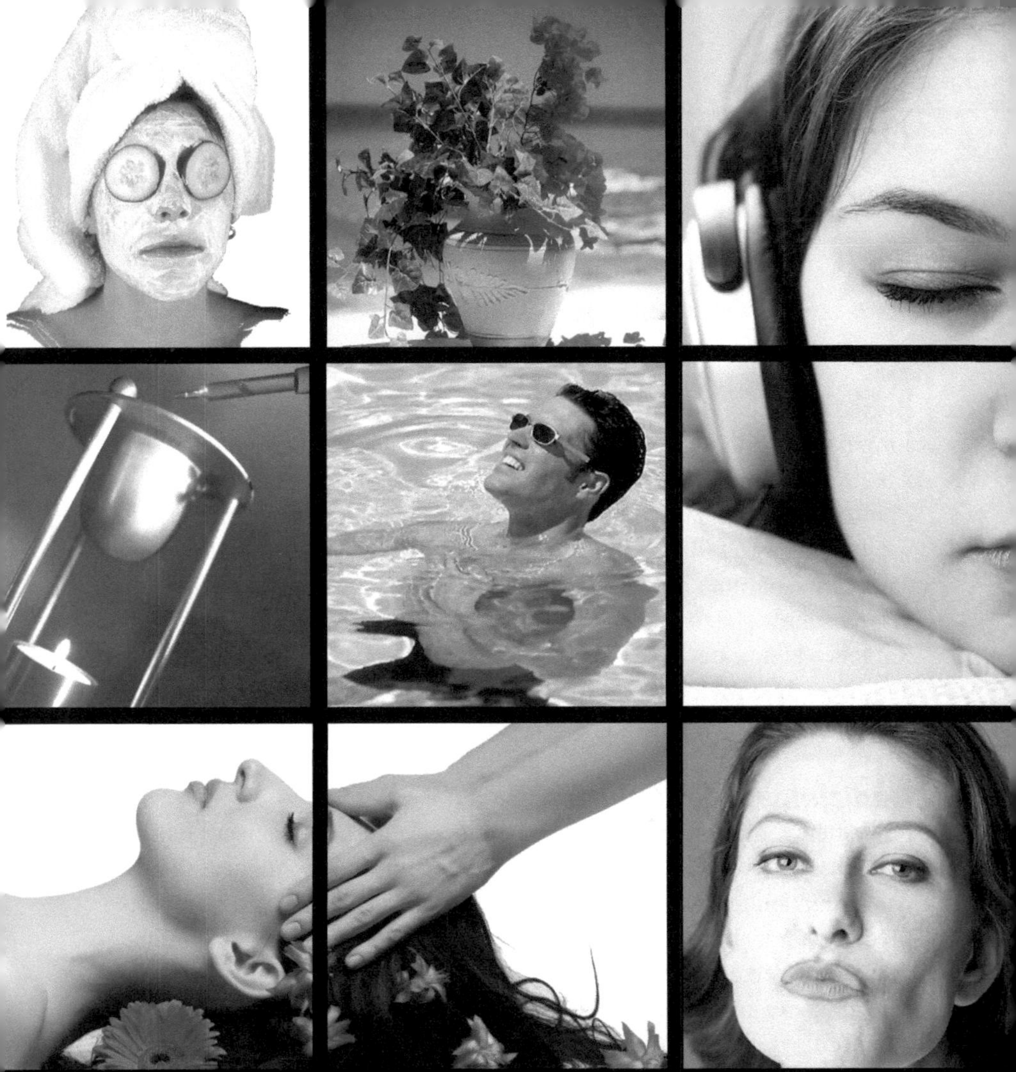

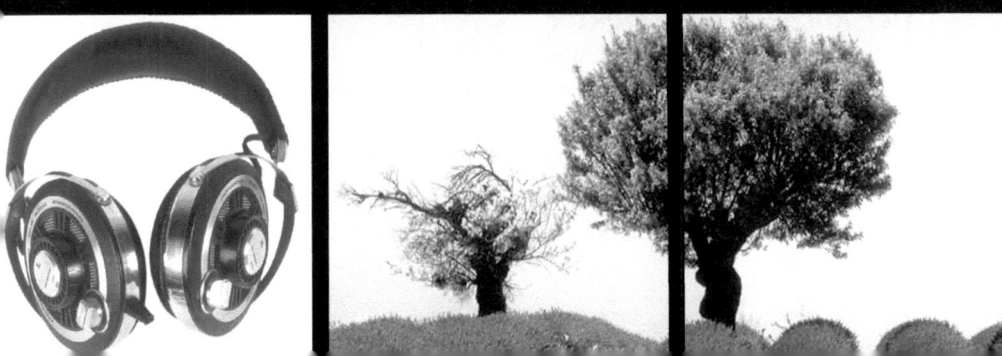

6. Kapitel

Die Anti-Stress-Therapie

Die Anti-Stress-Therapie

*Schöne Gedanken und angenehme
Träume sind die besten Mittel gegen
die negativen Stress-Auswirkungen*

Bisher habe ich Ihnen meine Basics, das Basiswissen, zum Thema Jungmacher erläutert. Jetzt möchte ich Ihnen konkretere Maßnahmen zur Verjüngung von Körper und Seele vorstellen. Einige dieser Maßnahmen sind zwar nichts wirklich Neues, dafür aber unerlässlich, wenn man etwas für sich und seine jugendliche Ausstrahlung tun will. Andere wiederum sind wirklich ganz neuartig, sozusagen frisch aus der Wissenschaft speziell für diesen Ratgeber umgesetzt. Und wer meine Ratgeber kennt, der weiß auch, dass ich immer ganz eigene Methoden und Rezepte entwickle und diese meinen Leserinnen und Lesern gerne verrate.

Medizinlabor im Gehirn

Im letzten Kapitel habe ich Ihnen bereits erläutert, dass unser Gehirn in der Lage ist, verschiedene körpereigene Substanzen herzustellen, die wie Medikamente wirken. Im Grunde ist unser Gehirn ein komplettes Medizinlabor, das unter bestimmten Umständen bzw. bei entsprechenden Voraussetzungen diese Medikamente produzieren kann. Bis zu 40 verschiedene körpereigene Medikamente kann unser Gehirn selbst produzieren: von Glücklichmachern bis hin zu hochwirksamen Schmerzmitteln reicht das Medizin-Repertoire unseres Gehirns. Das Gehirn muss lediglich gezielt dazu angeregt werden, diese medizinisch wirksamen Substanzen herzustellen.

Der körpereigene Doktor

Positive Gedanken, angenehme Vorstellungen oder Traumbilder und schöne Erinnerungen sind potente Mittel, den körpereigenen Doktor im Gehirn zu aktivieren. Alles, was wir als angenehm oder schön empfinden, seien es angenehme Situationen oder auch Gedanken, veranlasst unseren inneren Doktor, die passenden Medikamente herzustellen. Wenn wir zum Beispiel in einer besonders stressigen Situation denken

"Ich schaffe das", dann sendet das Gehirn Botenstoffe aus, die die schädlichen Wirkungen der Stresshormone Cortisol und Adrenalin abschwächen. Und so wird unser Körper darin bestärkt, die Stress-Situation besser zu bewältigen.

Optimismus gibt Kraft

Wenn man sich im Stress gefangen fühlt, dann hilft die Kraft des Optimismus. Eingefleischte Optimisten kennen die Wirkung ihrer positiven Gedanken und nutzen diese gezielt in schwierigen Situationen. Getreu dem Sprichwort zum Thema Ernährung "Du bist, was du isst" leben Optimisten nach dem Motto "Du bist, was du denkst". Selbst wenn die Welt manchmal böse und düster erscheint, dann haben Optimisten es mit der Kraft ihrer positiven Gedanken wesentlich leichter als Pessimisten, ihre Probleme zu lösen. Und genau diese wunderbare Kraft der Gedanken kann man trainieren. Man kann sein Gehirn auf Glück und Zuversicht einstimmen.

Der innere Film zum Happy End

Der einfachste Weg, eine schwierige Situation zu meistern oder Stress schnellstmöglich zu bewältigen, ist ein kurzer, bewusst positiver Tagtraum, ein innerer Film, den Sie mit Ihren Gedanken selbst steuern. In einer schwierigen Situation "malen" Sie sich einfach in Gedanken ein "Happy End" aus und glauben Sie bitte fest daran. Im tiefsten Stress helfen schöne Bilder und Gedanken: Schalten Sie kurz vom Stress ab und machen Sie mal für eine Minute eine Traumreise z.B. ans Meer. Bei diesen schönen Gedanken wird Ihr Gehirn schnell genügend Endorphine ausschütten, die Ihnen helfen, den Stress abzubauen. Üben Sie das einfach und nutzen Sie immer wieder die Kraft Ihrer Gedanken, die Macht der positiven Visionen.

Wirkung tritt schnell ein

Wenn Sie Ihre Gedankenkraft gezielt für positive Visionen einsetzen, dann werden Sie schnell eine angenehme Wirkung feststellen. Solche kurzen Tagträume oder Traumreisen verbessern Ihre Laune und helfen somit, dem Alltagsstress gelassener gegenüber zu stehen. Mit mehr Gelassenheit verarbeitet Ihr Körper den Stress viel besser, als wenn Sie unter Druck stehen. Schenken Sie sich hin und wieder einen schönen Tagtraum und genießen Sie ihn.

Hilfsmittel für ein schöneres Leben

Neben der Gedankenkraft gibt es aber auch viele Hilfsmittel, die man einfach in den Alltag einbauen kann:

1. Rituale: Führen Sie feste Rituale in Ihr Leben ein. Zum Beispiel eine Tee-Zeremonie täglich zur gleichen Zeit, ob zu Hause oder im Büro, ist eine echte Auszeit vom Alltag. Genießen Sie diese kurze Pause vom Alltag und schwelgen Sie im Wohlgefühl.

2. Zeit für schöne Geschichten: Gönnen Sie sich die Zeit für ein gutes Buch oder für einen guten Film und genießen Sie diese Auszeit vom Alltag ganz bewusst.

3. Musik: Hören Sie Ihre Lieblingsmusik und lassen Sie sich zu schönen Dingen, z.B. zum Tanzen, inspirieren.

4. Abschalten: Schalten Sie TV, Radio und Handy ab und lassen Sie sich nicht stören. Genießen Sie in Ruhe die Zeit für sich.

5. Kreativität: Malen Sie ein schönes Bild oder schreiben Sie einen Text, der Ihre Gefühle ausdrückt. Lassen Sie sich in Ihrer Kreativität einfach gehen.

6. Gelassenheit: Lassen Sie sich nicht aus der Ruhe bringen, wenn man zuviel von Ihnen verlangt. Erledigen Sie Ihre Aufgaben nacheinander und nicht gleichzeitig.

7. Unternehmungslust: Gönnen Sie sich doch mal wieder einen schönen Tag oder Abend. Ob Tiere im Zoo beobachten, Action im Freizeitpark oder ein schöner Kinoabend – planen Sie solche Aktivitäten immer wieder mal im Leben ein.

8. Akupressur: Müdigkeit kann man einfach wegdrücken, indem man für 30 Sekunden beide Ohrläppchen massiert. Nach einem stressigen Tag hilft es, wenn man für eine Minute den Mittelpunkt zwischen den Augenbrauen direkt über der Nasenwurzel mit der Fingerkuppe drückt. Danach kann man viel leichter relaxen.

9. Zeitreisen: Schauen Sie mal durch Ihr Fotoalbum und schwelgen Sie in schönen Erinnerungen. Das tut der Seele ungemein gut.

10. Sex: Schließlich möchte ich Ihnen eine schöne Kuschelrunde mit Ihrem Liebsten oder Ihrer Liebsten vorschlagen. Sex entspannt nämlich außerordentlich und tut Leib und Seele gleichermaßen gut.

Natürliche Entspannungsmittel

Viele Beschwerden und Krankheitssymptome, die durch Hektik und Stress ausgelöst werden, können durch eine zielgerichtete Anti-Stress-Therapie mit pflanzlichen Medikamenten und natürlichen Therapien vermieden werden. So kann auch in vielen Fällen auf eine Behandlung mit klassischen Medikamenten, die sehr oft starke Nebenwirkungen aufweisen, verzichtet werden.

Klassische pflanzliche Anti-Stress-Präparate

Verschiedene Pflanzen enthalten spezifische Inhalts- und Wirkstoffe, die entspannend und somit gegen die Auswirkungen von Stress wirken. Ob als Pille zum Einnehmen, Kräutertee, Aromaöl oder auch als Badezusatz – diese pflanzlichen Mittel helfen sehr zuverlässig bei Stress-Symptomen:

Johanniskraut

Extrakte aus dieser Pflanze hellen ganz allgemein die Stimmung auf und stabilisieren so das Nervensystem. Die Wirkung tritt allerdings erst nach etwa drei Wochen ein. Johanniskraut ist ein gutes Mittel gegen die typische Winterdepression.

Lavendel

Ob als Tee, Aromaöl oder als Badezusatz – echter Lavendel wirkt angenehm beruhigend und fördert einen gesunden Schlaf. Hervorragend geeignet, um die eigenen vier Wände zu beduften und so dauerhaft vom Lavendel-Effekt zu profitieren.

Melisse

Melissentee und Melissengeist erleichtern die Entspannung und wirken sehr gut bei innerer Anspannung und Gereiztheit. Das etherische Öl ist auch gut geeignet zur Aromatherapie mit klassischen Duftlampen.

Baldrian, Hopfen und Passionsblume

Die Inhaltstoffe dieser Pflanzen entspannen und beruhigen sehr zuverlässig. Angst- und Unruhezustände werden auf natürliche Weise reduziert. Als Kombination sind diese Pflanzen eine perfekte Einschlafhilfe, verbessern deutlich die Schlafqualität. Gute Kombinations-Präparate erhält man in Apotheken und Drogerien.

Alarmsignale des Körpers unter Stress

Die häufigsten Stressauslöser sind u.a. Druck im Berufsleben, Beziehungsängste, Über- und Unterforderung, Zeitdruck, Krankheit, Trauer, Lärm und Schulden. Die typischen Alarmsignale unserer Körperorgane werden in der klassischen Schulmedizin mit oft nebenwirkungsstarken Medikamenten behandelt:

Körperorgan	Alarmsignale	Konventionelle Hilfen
Gehirn	Schlafstörungen Angst, Depressionen Nervosität, Gereiztheit	Schlaftabletten Anti-Depressiva Beruhigungsmittel
Haut	Hautausschläge Neurodermitis	Cortison-Präparate
Herz-Kreislauf	Bluthochdruck Arteriosklerose Herzinfarkt, Hirnschlag	ACE-Hemmer, Betablocker Blutverdünner (ASS) strenge med. Therapie
Lunge	erweiterte Bronchien Infektanfälligkeit	Bronchial-Therapeutika Anti-Infektiva
Magen-Darm	Magenprobleme Reizdarm-Syndrom	diverse Magenmittel spezifische Therapie
Sexualorgane	Libidomangel Potenzschwäche	Viagra & Co
Muskulatur	Verspannungen Schmerzen	Spasmolytika Schmerzmittel
Blut	erhöhter Blutzucker	Anti-Diabetika, Insulin
Immunsystem	Immunschwäche Infektafälligkeit Allergien	spezifische Therapie Anti-Infektiva Anti-Allergika

Erfolgreiche Methoden der Stressbewältigung

1. Bewegungsprogramm

Bewegung baut Stress wesentlich besser ab als bloßes Faulenzen, weil Sport die hormonelle Steuerung der Stressreaktion positiv beeinflusst. Der unter Stress vermehrt gebildete Blutzucker, der ja eigentlich als Muskelfutter gedacht ist, wird unter sportlicher Betätigung ideal abgebaut. Dasselbe gilt auch für stressbedingt erhöhten Blutdruck. Wer sich also bei Stress vermehrt bewegt, der hilft seinem Körper, typische Stressauswirkungen natürlich abzubauen.

Durch bewusstes sportliches Training wird der Hormonhaushalt durch die Bildung von körpereigenen Endorphinen ausgeglichen, die Stresshormone Cortisol und Adrenalin werden effektiv reduziert. Nach dem Sport kann der Körper deutlich besser entspannen und regenerieren. Wichtig ist aber, dass man es mit dem Sport nicht übertreibt, sonst wird der Körper zu sehr unter Druck gesetzt und neuer Stress wird erzeugt. Der Sport soll die Ausdauer fördern, die Muskulatur stärken und vor allen Dingen Freude bereiten. Gut geeignet für ein gemäßigtes Sportprogramm eignen sich zum Beispiel Joggen, Walking, Schwimmen und Radfahren.

2. Zeitmanagement

Wie schnell passiert es doch, dass man einem lieben Menschen einen Gefallen tut oder einen Termin zusagt, obwohl man sich selbst dadurch unter Druck setzt. Grundsätzlich sollte man sich nicht scheuen, auch mal NEIN zu sagen, wenn es nötig ist. Zudem sollte man lernen, überflüssigen Ballast im Leben regelmäßig zu entsorgen. Es gibt so viele überflüssige Dinge, die uns Zeit und Energie rauben. Man sollte sich also stets fragen: Ist diese Sache wirklich nötig? Entsorgen Sie einfach alle überflüssigen Dinge, die Sie nur unnötig belasten. Räumen Sie regelmäßig zu Hause oder im Büro auf: ob angesammelte Post, E-Mails oder andere wichtige Unterlagen. Durch Aufräumen verschaffen Sie sich einen klaren Überblick. Das entlastet und entspannt ungemein.

Ein weiterer wichtiger Punkt ist ein kluges Zeitmanagement. Verplanen Sie Ihre Zeit niemals zu knapp. Damit setzen Sie sich unnötig unter Druck. Planen Sie lieber immer möglichst großzügige Zeitpuffer ein. So bleibt am Ende eines Termins immer noch Zeit für Sie persönlich übrig, die Sie sinnvoll zum Kraftschöpfen und für die schönen Dinge des Lebens nutzen können.

3. Entspannungs-Training

Eine sehr wirksame Methode zum Stressabbau ist ein gezieltes Entspannungstraining. Dazu gehören u.a. das Autogene Training und die Selbsthypnose. Hypnose und Selbtshypnose haben nichts mit Zauberei zu tun, auch wenn dies in gewissen Hypnose-Shows oft vermittelt wird. Bei der Hypnose handelt es sich einfach nur um eine besondere Form der Tiefenentspannung, wobei eine gezielte Kommunikation mit dem Unterbewusstsein ermöglicht wird.

Hypnose für alle

Bei der Selbsthypnose ist der Hypnotiseur und der Hypnotisierte eine Person. Durch gezielte Gedanken übernehmen Sie selbst die Rolle des Hypnotiseurs und nehmen dadurch Einfluss auf Ihr Unterbewusstsein. Dazu benötigen Sie keine besonderen Kenntnisse oder Voraussetzungen. Sie nutzen lediglich Ihre angeborene Fähigkeit, sich tief entspannen zu können. So sind Sie bereits in der Lage, sich immer wieder selbst in Trance zu bringen. Die einfachste Methode, eine solche Tiefenentspannung mit einer gezielten Wirkung herbeizuführen sind sogenannte Selbst-Hypnose-CDs aus dem Fachhandel. Diese gibt es für alle möglichen Zielwirkungen wie z.B. Raucherentwöhnung, Gewichtsabnahme und natürlich auch zur Stressbewältigung.

Schluss mit Stress

Solche Hypnose-CDs arbeiten mit Suggestionen. Suggestionen sind spezielle Formulierungen, um einen Menschen gezielt zu beeinflussen. Alle Worte mit dem Ziel, bestimmte Veränderungen oder Wirkungen zu erzielen, nennt man Suggestionen. Auf Hypnose-CDs werden solche Suggestionen ganz gezielt eingesetzt, um Menschen über deren Unterbewusstsein dauerhaft positiv zu beeinflussen. Aber keine Panik: eine solche Hypnose ist sehr sicher und hat keine Nebenwirkungen. Aus eigener Erfahrung weiß ich, wie entspannend eine solche Selbsthypnose ist. Wenn ich mal wieder ziemlich gestresst bin, dann setze ich meine Köpfhörer auf und höre mir eine Anti-Stress-CD an. Das kann ich auch Ihnen nur wärmstens empfehlen.

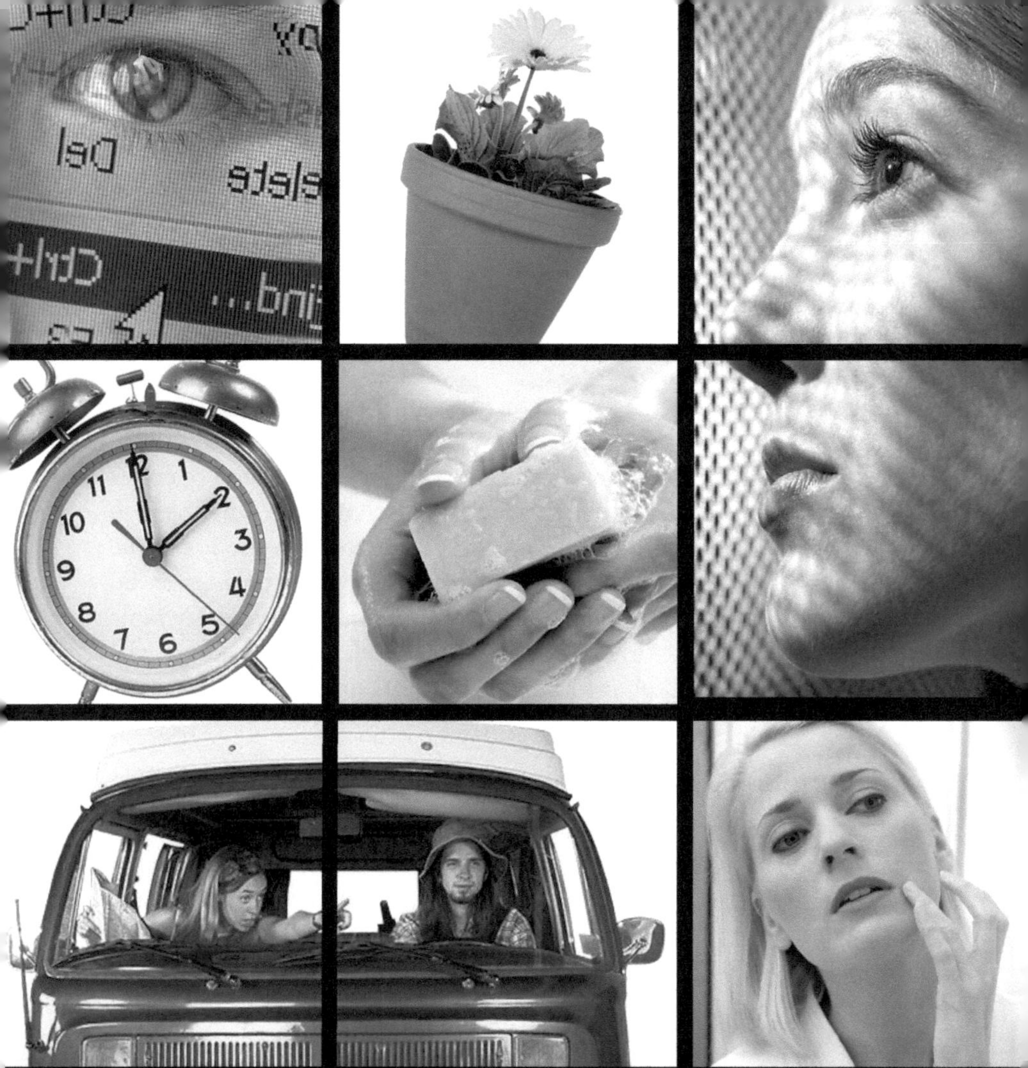

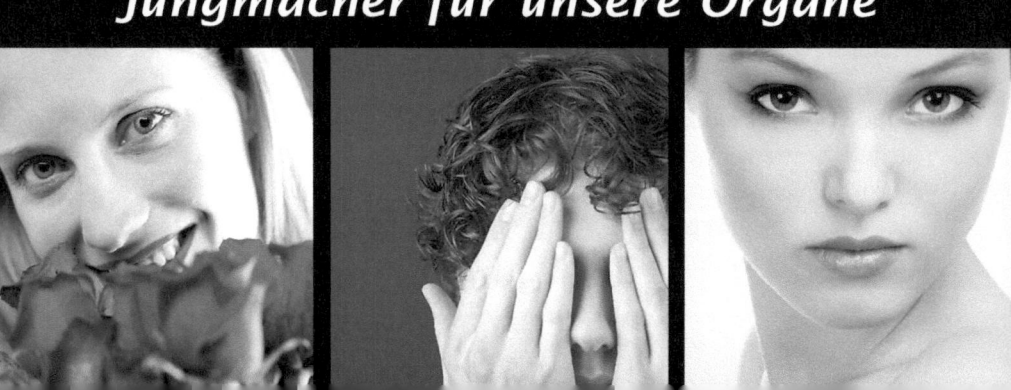

7. Kapitel

Jungmacher für unsere Organe

Jungmacher für unsere Organe

Alles, was unsere Organe wie Gehirn,
Herz, Leber, Nieren & Co gesund hält, das
hält unseren ganzen Organismus jung

Das Thema Anti-Aging ist nun schon seit vielen Jahren in aller Munde. Mit Anti-Aging wird fast unweigerlich auch die Hormontherapie in Verbindung gebracht. Hormone wie das Östrogen, Testosteron oder das DHEA regulieren viele wichtige Stoffwechselvörgänge in unserem Körper und steuern damit auch den Alterungsprozess. Zweifellos ist die Behandlung mit Hormonen in der Hand eines Hormonspezialisten im Falle einer krankhaften Veränderung des Hormonstatus eine Therapie der Wahl. Aber dennoch muss man stets beachten, dass künstliche Hormone auch starke Nebenwirkungen haben können.

Der Anti-Aging-Boom
Als vor Jahren der Anti-Aging-Boom startete, habe ich viele Ratgeber zu diesem Thema studiert. Leider haben fast alle Bücher Hormone als einen wahren Jungbrunnen gepriesen, was mir persönlich überhaupt nicht gepasst hat. Es gibt so viele natürliche Mittel, die völlig ohne Nebenwirkungen als hervorragende Jungmacher wirken. Und so habe ich im Jahr 2002 den Ratgeber *"BioAging mit biologischen Vitalstoffen"* veröffentlicht.

Körpereigene Jungmacher
Mittlerweile sind ein paar Jahre vergangen, und ich selbst habe inzwischen auch viele neue Entdeckungen im Bereich Anti-Aging gemacht. Jetzt ist es an der Zeit, Ihnen diese Erkenntnisse zu präsentieren. Im letzten Kapitel habe ich bereits geschrieben, dass unser Gehirn in der Lage ist, rund 40 verschiedene Medikamente zu produzieren. Zu diesen wundervollen Medikamenten gehören auch Hormone, die unser Gehirn gezielt herstellt. Warum sollte man also möglicherweise gefährliche Hormone schlucken, wenn es auch anders geht? In diesem Kapitel lernen Sie, was unsere wichtigsten Organe jung hält. Und das Gehirn macht gleich den Anfang.

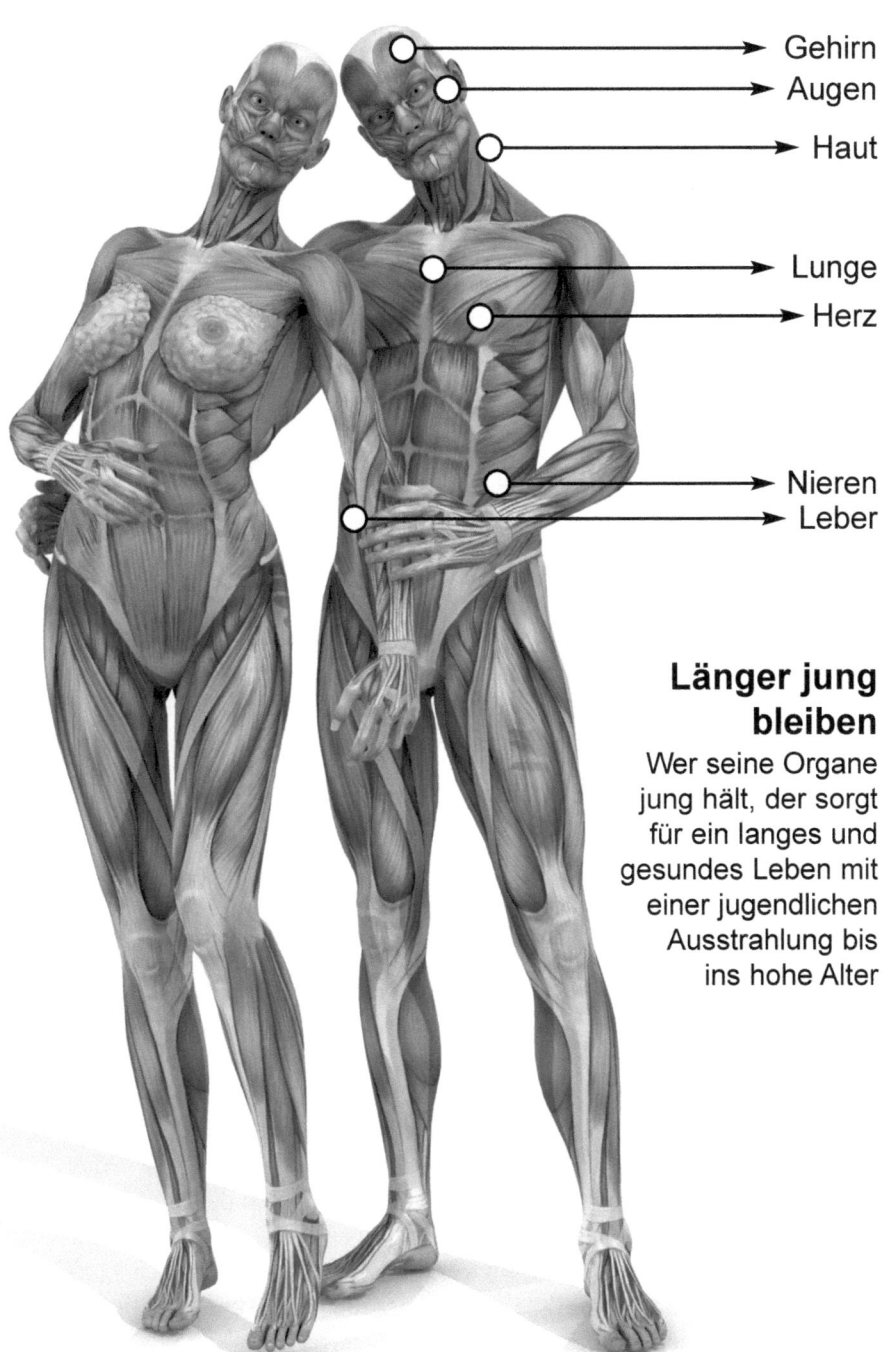

Gehirn

Augen

Haut

Lunge

Herz

Nieren

Leber

Länger jung bleiben

Wer seine Organe jung hält, der sorgt für ein langes und gesundes Leben mit einer jugendlichen Ausstrahlung bis ins hohe Alter

Das hält unser Gehirn jung

Wenn wir unser Gehirn fit und jung halten wollen, dann müssen wir unsere "Grauen Zellen" regelmäßig nutzen. Das wissen Sie sicher. Wir können aber noch viel mehr für unser Gehirn tun, indem wir es ganz speziell trainieren. Der Neurobiologe Lawrence Katz hat festgestellt, dass Hirnzellen nachwachsen können – und das sogar bis ins hohe Alter. Wichtige Lernprozesse unseres Lebens finden nicht nur in unserer Kindheit statt, sondern können bis ins hohe Alter aktiv trainiert werden. Wir können unsere Hirnaktivität um bis zu 40 Prozent steigern, wenn wir unseren Denkapparat gezielt trainieren.

Neurobics für den Kopf

Herr Katz nennt seine spezielle Gehirn-Gymnastik Neurobics, sozusagen Aerobics für die Grauen Zellen. Mit außergewöhnlichen Übungen soll Neurobics unsere Sinne verbessern: Sehen, Riechen, Hören, Schmecken und Tasten werden deutlich optimiert. Durch diese besonderen Übungen werden im Gehirn Nervenverbindungen aktiviert, die im Laufe der Jahre ziemlich verkümmert sind. Die Übungen selbst sind sehr einfach und lassen sich ohne Probleme auf spielerische Weise in den Alltag integrieren. Wichtig ist nur, dass wir mit diesen Übungen die Alltagsroutine durchbrechen und das Gehirn mit neuen Aufgaben konfrontieren. Wer täglich seine Gehirngymnastik absolviert, der wird schon bald die ersten Erfolge verspüren. Probieren Sie einfach mal die nachfolgenden Aufgaben.

1. Blinde Kuh

Alltägliche Dinge sind uns dermaßen in Fleisch und Blut übergegangen, dass sie völlig automatisch ablaufen. Durchbrechen Sie diesen Automatismus einfach und fordern Sie damit Ihr Gehirn heraus. Wenn Sie zum Beispiel morgens duschen, dann schließen Sie dabei die Augen. Wenn Sie Duschgel und Shampoo blind ertasten müssen, dann nehmen Sie die Dinge um sich herum viel bewusster wahr. Neurobiologen stellten fest, dass durch diese vorübergehende Blindheit das Wahrnehmungszentrum im Gehirn angeregt wird. Durch diese "Blinde-Kuh-Übung" wird bei regelmäßiger Anwendung besonders der Geruchssinn um bis zu 20 Prozent verbessert. Selbstverständlich können Sie auch bei anderen alltäglichen Aufgaben die Augen schließen und so Ihren Geruchssinn optimieren.

2. Falsches Händchen

Wieder geht es darum, gewohnte Tätigkeiten einmal anders auszuführen. Wenn Sie zum Beispiel als Rechtshänder mit der ungewohnten linken Hand die Suppe löffeln oder die Zähne putzen oder typische Rechtshand-Tätigkeiten mit der linken Hand ausführen, dann aktivieren Sie dadurch die rechte Gehirnhälfte, die für die Logik zuständig ist. Linkshänder hingegen schulen mit Rechtshand-Tätigkeiten die linke Gehirnhälfte, die für die emotionale Wahrnehmung zuständig ist. Wenn Sie dieses Spielchen täglich üben, dann schärfen Sie ganz allgemein Ihre Gehirnleistung.

3. Richtungswechsel

Wenn Sie täglich oder regelmäßig dieselbe Strecke mit dem Auto oder zu Fuß zurücklegen, dann ändern Sie doch einfach einmal die Route. Wählen Sie eine andere, unbekannte Strecke. Die neuen Reize der fremden Strecke stimulieren fast die gesamte Hirnaktivität, was letztlich wieder Ihre Sinne schärft.

4. Anders essen

Im normalen Alltag essen wir mehr oder weniger immer die gleichen Lebensmittel, die gleichen Speisen. Unser Speisen-Repertoire begrenzt sich im Durchschnitt auf etwa 20 Speisen-Variationen. Versuchen Sie einfach einmal pro Woche ein völlig neuartiges und Ihnen unbekanntes Gericht zu verzehren. Es genügt auch schon, wenn Sie zum Beispiel mal eine völlig unbekannte Frucht verzehren und diese mit allen Sinnen regelrecht "erkunden". Die neuen Gerüche und Aromen erweitern die Sinneswahrnehmung ungemein.

Ungewohntes trainiert das Gehirn

Wenn Sie täglich völlig ungewohnte Dinge und Tätigkeiten in Ihren Alltag integrieren, dann kostet das ganz sicher nicht viel Zeit oder Mühe, aber der Effekt ist unglaublich: Sie trainieren dadurch ganz gezielt Ihre Sinneswahrnehmung und steigern so ganz nebenbei die Leistungsfähigkeit Ihres Gehirns. Und das Gehirn ist nun einmal unsere oberste Steuerzentrale: wenn diese optimal funktioniert, dann ist das die Basis dafür, dass auch alle anderen Körperorgane gut funktionieren können. Probieren Sie die vorgestellten Spielchen doch einfach einmal aus und lassen Sie sich von der Wirkung überraschen.

Dunkelheit macht träge

Viele Menschen kennen das Problem mit der Winterdepression. Wenn die Tage kürzer werden und die Sonne weniger Licht zur Erde schickt, dann fühlen sich viele Menschen matt und müde, manche blasen sogar völlig "grundlos" Trübsal und fühlen sich in ihrer eigenen Haut nicht mehr wohl. Schuld an dieser Misere ist tatsächlich der Lichtmangel in der dunklen Jahreszeit. Denn Licht ist ein sehr wichtiger Wohlfühlfaktor, den wir wie die Luft zum Leben brauchen. Fehlt uns die richtige Dosis Tageslicht, dann leiden wir schnell an Antriebsschwäche.

Lichttherapie als Hormonregulator

Grund für die typische Winterdepression ist das Hormon Melatonin. Dieses Hormon wird bei Dunkelheit in der Zirbeldrüse im Gehirn gebildet. Melatonin bereitet unseren Körper auf einen tiefen und erholsamen Schlaf vor. Normalerweise regelt der Tag-Nacht-Rhythmus auch unseren Hormonzyklus. Licht stoppt die Melatoninproduktion und gibt über den Hypothalamus in unserem Gehirn Signale an die Nebennieren, Glucocorticoide, sogenannte Weckhormone, zu bilden. Wenn es also an trüben Tagen oder in der dunklen Jahreszeit an Licht mangelt, dann bleibt der Melatoninspiegel im Blut dauerhaft hoch. Folglich sind wir auch dauerhaft müde und antriebslos. Eine natürliche Behandlung dieser Antriebslosigkeit oder der typischen Winterdepression ist die Lichttherapie. Eine spezielle lichtstarke Lampe wirkt im wahrsten Sinne des Wortes stimmungsaufhellend und bringt den gestörten Schlaf-Wach-Rhythmus wieder ins Lot. Solche Lichttherapiegeräte gibt es inzwischen auch für den Hausgebrauch.

Licht stört den Schlaf

Genauso schlimm wie Lichtmangel ist aber auch eine Lichtüberdosis. Wenn wir abends zu Bett gehen, dann sollte es wirklich absolut dunkel sein, sonst wird unsere Schlafqualität gestört. Schon eine geringe Lichtquelle reicht aus, die Melatoninproduktion deutlich zu hemmen und den Schlaf zu stören. Ohne ausreichend Melatonin ist unser Schlaf nicht tief und erholsam. Außerdem wird durch diese "Schlafstörung" auch die natürliche, nächtliche Auschüttung des Wachstumshormons gebremst. Und genau dieses Wachstumshormon ist eines der wichtigsten Anti-Aging-Mittel, das unser Gehirn für uns produzieren kann. Die klare Lösung des Licht-Dunkel-Problems lautet also: Tagsüber brauchen wir ausreichend Licht, damit wir aktiv, fit und leistungsfähig sein können. Nachts beim Schlafen muss es absolut dunkel sein, damit wir tief und fest schlafen können und morgens erholt aufwachen.

Das hält die Augen fit

Den Spruch "Hasen haben keine Augenprobleme, weil sie viele Karotten essen" haben Sie wohl auch irgendwann schon einmal gehört. Da ist tatsächlich etwas dran. Nun sind wir keine Hasen, aber der Hauptvitalstoff der Karotte, das Beta-Carotin, ist tatsächlich ein gutes Mittel, um unsere Augen fit und gesund zu erhalten. Als Carotinoide, zu denen auch das Beta-Carotin der Karotte gehört, bezeichnet man natürliche Farbstoffe in Pflanzen, die eine gelbe bis rote Färbung zeigen. Etwa 50 Carotinoide sind uns bisher bekannt. Im Körper werden diese Carotinoide zu Retinol, dem Vitamin A, verstoffwechselt. Und Vitamin A ist nun mal als das Augenvitamin schlechthin bekannt.

Corotinoide schützen die Sehkraft

Carotinoide wirken im Körper antioxidativ, das heißt, sie neutralisieren freie Radikale, die in unserem Körper großen Schaden anrichten können. Das wohl größte antioxidative Potenzial hat dabei das Carotinoid Lycopin, das vor allem in Tomaten vorkommt. In den Augen, besonders in der Netzhaut bzw. im sogenannten gelben Fleck (Makula), kommen die Carotinoide Lutein und Zeaxanthin in großen Mengen vor. Hier wirken diese Carotinoide als Schutzstoffe. Die Netzhaut ist besonders anfällig für Angriffe durch freie Radikale und nimmt im Laufe der Jahre dadurch mehr oder weniger Schaden: viele ältere Menschen leiden an der sogenannten Makuladegeneration, die mit einem allmählichen Sehverlust einhergeht. Nichts liegt also näher, als die Augen mit den beiden Carotinoiden Lutein und Zeaxanthin vor diesem Sehkraftverlust zu schützen.

Lutein und Zeaxanthin

Füllen Sie Ihre Carotinoid-Speicher auf, indem Sie tatsächlich häufig Karotten, aber auch Grünkohl, Spinat, Paprika und Aprikosen essen. Intensiv farbiges Obst und Gemüse enthält in der Regel auch einen hohen Anteil an Carotinoiden. Wenn Sie allerdings häufig Last mit Ihrer Sehkraft haben, wenn Sie zum Beispiel nachtblind sind oder häufig gestresste Augen haben, dann helfen spezielle Präparate zum Einnehmen. In Apotheken und Drogerien gibt es Augenkapseln mit Lutein und Zeaxanthin. Vor allen Dingen, wenn die Augen zum Beispiel durch Bildschirmarbeit immer wieder gestresst sind, dann wirken solche Augenkapseln wahre Wunder.

Wellness für die Augen

Gönnen Sie Ihren Augen auch immer wieder besonders schöne Augenblicke. Wenn Sie tatsächlich viel am Bildschirm arbeiten und Ihre Augen damit stark belasten, dann hilft oft schon der Blick aus dem Fenster ins Grüne. Wenn Sie diese Möglichkeit nicht haben, dann hängen Sie sich einfach ein schönes Landschaftsbild im Büro auf. Wenn Ihre Augen mal wieder gestresst sind, dann betrachten Sie dieses Bild oder Poster und gehen Sie in Gedanken in dieser Landschaft spazieren. Das ist nicht nur pure Erholung für die Augen, sondern das tut auch der Seele richtig gut.

Das hält die Haut jung und straff

Unserer Haut sehen wir sehr deutlich die Zeichen der Alterung an: Falten, Altersflecken, schlaffe Haut usw. sind die gefürchteten Zeichen der Zeit, die unsere Haut im Alter zeichnen. Um die Haut möglichst lange straff und faltenfrei zu halten, muss man sie gezielt pflegen und schützen. Tagsüber braucht die Haut einen Schutz vor negativen Umwelteinflüssen wie UV-Licht, Kälte oder trockener Heizungsluft. Eine Tagespflege mit Lichtschutzfaktor 15 und höher ist auch in unseren Breitengraden, auch im tiefsten Winter, der beste Schutz vor der Kollagenzerstörung durch UV-Licht. Feuchthaltefaktoren und natürliche Öle schützen die Haut vor der Austrocknung.

Nachts muss die Haut regenerieren

In der Nacht leistet unsere Haut Höchstarbeit. Da werden die Hautzellen in der Tiefe der Haut regeneriert. Um diesen Prozess optimal zu unterstützen, eignen sich besonders gut die typischen Wirkstoffe aus der Wundheilforschung: Panthenol, Zinkoxid, Vitamine und wertvolle Pflanzenöle wie Oliven- und Avocadoöl fördern die Regeneration der Haut. Gute Baby-Wundschutzcremes sind meist optimal zusammengesetzt und eignen sich perfekt als ideale Nachtpflege für die besonders pflegebedürftige und reife Haut.

Schönmacher für die Haut

Eines ist wohl ganz klar: Rauchen und Alkohol schaden nicht nur allgemein der Gesundheit, sondern lassen auch die Haut frühzeitig alt aussehen. Echte Schönmacher für unsere Haut sind eine ausgewogene Ernährung mit viel Obst und Gemüse und genügend Flüssigkeitszufuhr. Wer täglich mindestens 2 Liter Mineralwasser oder Kräuter- bzw. Früchtetee trinkt, der spendet der Haut von innen wertvolle Feuchtigkeit und polstert sie somit optimal auf. Wer besondere Behandlungen zur Verschönerung der Haut anwenden möchte, der findet in meinem Ratgeber "Die neuen Schönmacher" viele innovative Methoden wie die Schönheits-Akupunktur, die Microdermabrasion oder die LED-Photorejuvenation, die man einfach selbst anwenden kann. Kostenlose Informationen und jede Menge Tipps dazu finden Sie auf meiner Homepage: **www.wellness-infoseite.de**

Das hält unsere Lunge gesund

Der größte Feind unserer Lunge ist ganz klar das Rauchen. Dazu muss ich wohl nichts weiter ausführen. Das beste Lungen-Tuning hingegen ist gemäßigter Sport, bei dem die Lungen gut mit Sauerstoff durchflutet werden. Regelmäßiger Ausdauersport wie Joggen, Walken, Radfahren oder Schwimmen sorgt dafür, dass sich in der Lunge mehr Blutgefäße und Lungenbläschen bilden, die den Körper wiederum mit mehr Sauerstoff versorgen. Und Sauerstoff wirkt auf unsere Körperzellen wie ein echter Jungbrunnen. Fazit: Ausdauersport im aeroben Bereich, bei dem man nicht ins Schnaufen gerät, ist eine der besten Anti-Aging-Maßnahmen überhaupt.

Mehr Power für unser Herz

Auch für unser Herz gilt: Wer wöchentlich mindestens 2.000 Kalorien durch Ausdauersport verbrennt, der halbiert sein Risiko einen Herzinfarkt oder Hirnschlag zu erleiden. Hoher Blutdruck und erhöhte Blutfettwerte hingegen sind der Haupt-Risikofaktor für Herz-Kreislauf-Beschwerden aller Art. Mit einer gesunden Ernährung kann man diesem Risiko optimal entgegensteuern. Wichtige Infos dazu haben Sie bereits im Kapitel 5 erfahren. Und noch etwas: An der Uni Toronto hat man festgestellt, dass eine harmonische Partnerschaft der beste Schutz für unser Herz ist. Wer in so einer glücklichen Partnerschaft lebt, der kann das nur bestätigen.

Die Nieren sanft unterstützen

Unsere Nieren sind die Kläranlagen unseres Körpers. Sie filtern Giftstoffe aus dem Blut und schwemmen diese mit Abbaustoffen aus dem Fett-Eiweiß-Stoffwechsel aus. Um die Nierenfunktion zu unterstützen, sollte man täglich ausreichend Flüssigkeit, am besten Mineralwasser trinken. Wer mehrfach im Jahr eine Vierwochen-Kur mit Kräutertee macht, der entlastet zusätzlich seine Nieren. Dazu trinkt man einfach über vier Wochen täglich mehrere Tassen Brennnesseltee oder fertigen Nierentee aus der Apotheke oder Drogerie. Die darin enthaltenen Kräuter stärken die Nierenfunktion und helfen somit bei der Ausschwemmung von Schadstoffen. Und das kommt letzlich dem gesamten Körper zugute.

Rezept für eine Kräuter-Kur

Lassen Sie sich in der Apotheke folgenden Kräuter-Tee mischen (100 Gramm):

1 Teil Brennnesselkraut, 1 Teil Löwenzahnwurzel, 1 Teil Birkenblätter, 1 Teil Zinnkraut, 1 Teil Pfefferminze

Gießen Sie 1 EL von der Teemischung mit 1 L kochendem Wasser auf und bereiten Sie daraus einen Tee. Trinken Sie vier Wochen lang diesen Tee über den Tag verteilt. Diese Mischung regt die Ausscheidungsorgane an und entgiftet den Körper. Kieselsäure aus dem Zinnkraut kräftigt das Gewebe und festigt die Haut.

Das schützt die Leber

Wie die Nieren ist unsere Leber eine echte Entgiftungsstation. Hier werden u.a. Gifte aus der Nahrung und Medikamente entschärft. Um die Leistung der Leber zu fördern, sollte man also möglichst auf überflüssigen Tabletten- und Alkoholkonsum verzichten. Wer die Regenerationsfähigkeit der Leber unterstützen möchte, der kann eine Kur mit Mariendistelextrakten machen. Mariendisteln enthalten den Wirkstoff Silymarin, der den Selbstheilungsprozess der Leber fördert. Gute Präparate in Kapselform gibt es in Apotheken und Drogerien. Beachten Sie einfach die Gebrauchsanweisung.

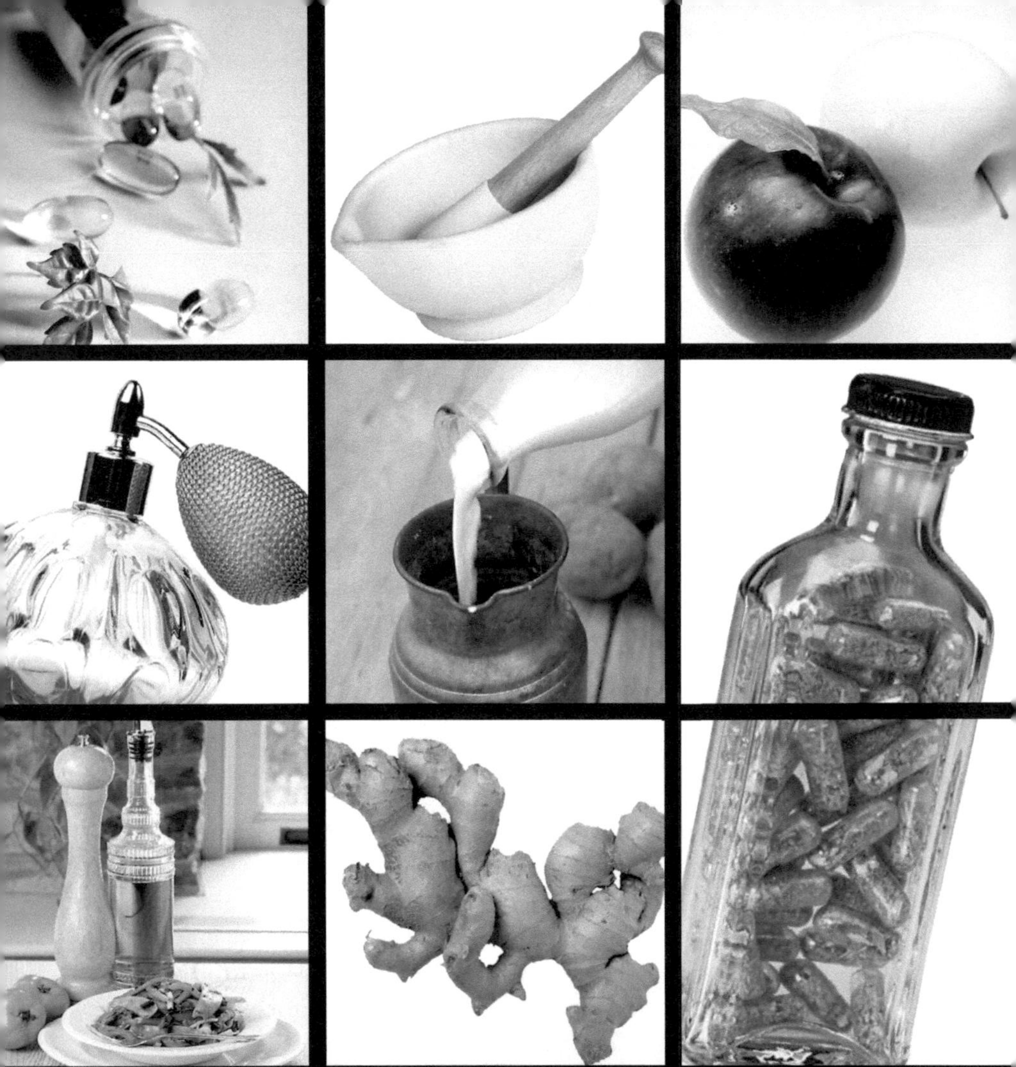

8. Kapitel

Die Jungmacher-Spezialisten

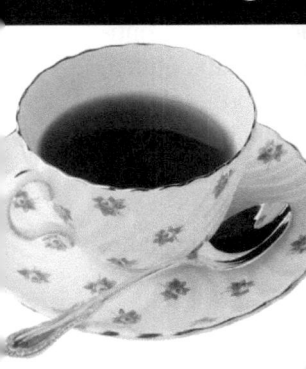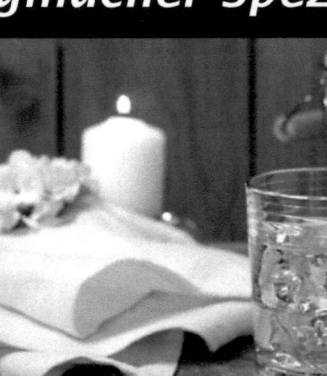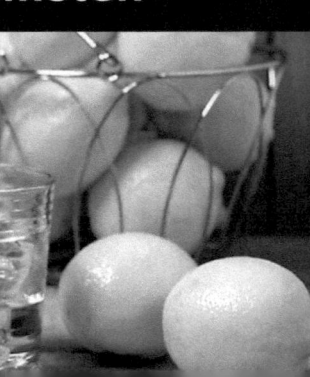

Die Jungmacher-Spezialisten

*Vitamine, Mineralstoffe, Spurenelemente,
Pflanzenextrakte & Co können unseren
Gesundheitszustand deutlich optimieren*

Nach all den Maßnahmen zur Stressbewältigung und zum Schutz unserer Organe möchte ich Ihnen nun die Jungmacher-Spezialisten vorstellen. Zu diesen Spezialisten gehören in erster Linie spezielle Vitalstoffe und Nahrungsergänzungsmittel, aber auch besondere Maßnahmen, die zur effektiven Verjüngung von Körper und Geist eingesetzt werden. In diesem Kapitel erfahren Sie, ob, wann und welche Nahrungsergänzungsmittel für Sie in Frage kommen. Bereits in meinem Ratgeber "BioAging" habe ich zahlreiche Vitalstoffe vorgestellt. Jetzt geht die Verjüngungs-Kur in die nächste Runde.

Nahrungsergänzung in den Medien
Immer wieder hört oder liest man davon, dass die Einnahme von Nahrungsergänzungsmitteln völlig überflüssig sei. Ob in Zeitungen und Zeitschriften, im Radio oder im Fernsehen, oft werden wir sogar vor den möglichen Nebenwirkungen einer Nahrungsergänzung gewarnt. Da raten die Experten von Vitaminpillen & Co dringend ab und empfehlen lieber eine ausgewogene Ernährung zur Deckung des Vitalstoffbedarfs. Ja selbst die Deutsche Gesellschaft für Ernährung empfiehlt hierzu, täglich fünf Portionen Obst und Gemüse zu verzehren. Aber mal ehrlich: essen Sie wirklich jeden Tag so viel Obst und Gemüse? Schaffen Sie das tatsächlich?

Erhöhter Vitalstoff-Bedarf
Wenn Sie sich, aus welchen Gründen auch immer, nicht wirklich optimal ernähren, dann kann schon ein Mangel an Vitalstoffen aufkommen. Zeitmangel, fehlende Disziplin, Armut, Appetitmangel, fortgeschrittenes Alter, Unverträglichkeiten oder Allergien sind oft Grund dafür, dass die eigene Ernährungsweise nicht optimal ist. Auch zusätzliche Belastungen erhöhen den täglichen Vitalstoff-Bedarf. Rauchen, regelmäßiger Alkoholkonsum, Stress, ständige Medikamenteneinnahme,

Krankheiten, Verdauungsprobleme und Stoffwechselstörungen sind nur einige solcher zusätzlichen Belastungen, die eine erhöhte Vitalstoff-Zufuhr erfordern.

Erhöhter Vitalstoff-Bedarf

Ihr persönlicher Vitalstoff-Bedarf kann unter gewissen Umständen erhöht sein. Jede zusätzliche Belastung von Körper und Seele kann den Bedarf mitunter sogar beträchtlich erhöhen. Nachfolgend finden Sie die häufigsten Gründe und Ursachen für einen erhöhten Vitalstoff-Bedarf:

Rauchen	**sehr stark erhöht**
Alkohol	**sehr stark erhöht**
Alltagsstress	**sehr stark erhöht**
Medikamenteneinnahme	**sehr stark erhöht**
Krankheit	**sehr stark erhöht**
Verdauungsprobleme	**sehr stark erhöht**
Stoffwechselstörungen	**sehr stark erhöht**
Schwangerschaft	**sehr stark erhöht**
hohes Alter	**sehr stark erhöht**
regelmäßiger Sport	**stark erhöht**
Umweltverschmutzung	**stark erhöht**
Einnahme der Anti-Baby-Pille	**stark erhöht**
Wachstum Kindheit / Jugend	**stark erhöht**
Sonnenbäder	**stark erhöht**
Diäten	**stark erhöht**
vegane Ernährung	**erhöht**

Manipulation durch Experten

Bei der Diskussion um die Nahrungsergänzung werde ich oft sehr böse, wenn ich so einen Professor Doktor Weißnichtwas höre, wie er massiv von der Einnahme von Vitalstoffen abrät. Da werden mögliche Nebenwirkungen an den Haaren herbeigezogen oder schädliche Überdosierungen diskutiert, um die Gefährlichkeit solcher Vitaminpillen zu verdeutlichen. Mir kommt bei solchen Aussagen immer der Gedanke, dass diese Experten von der Pharmaindustrie gekauft sind. Denn die Pharmaindustrie will ja wohl nicht, dass wir Menschen uns mit Vitalstoffen fit und gesund halten, sondern sie macht nur Geschäfte mit unserer Krankheit. Es ist geradezu unverantwortlich, kranken Menschen, für die eine Vitalstoffergänzung sinnvoll wäre, von Vitalstoffen dringend abzuraten.

Das Pharma-Kartell

Dieser Betrug am Patienten ist wohl Masche bei vielen großen Pharmaunternehmen. Wie der Korruptionsexperte der Kriminalpolizei Uwe Dolata berichtet, werden aus lauter Profitgier Nebenwirkungen von Medikamenten verschwiegen. Ärzte und Politiker werden mit besonderen Gefälligkeiten umworben und "geschmiert". Und das alles zu Lasten der Patienten. Die Pharmaindustrie setzt alles daran, lieber gefährliche Medikamente mit schweren Nebenwirkungen am Markt durchzusetzen, als preiswerte und wirklich hilfreiche Naturheilmittel und Vitalstoffe als Therapie anzuerkennen.. Dabei denkt die Pharmaindustrie immer daran, ihre eigenen Medikamente gewinnbringend zu verkaufen. Ihren guten Ruf lassen sich die Pharmakonzerne ordentlich was kosten: von den Einnahmen fließen rund 40 Prozent ins Marketing, nur 10 Prozent werden für die Forschung eingesetzt. Daran erkennt man deutlich, wo die wahren Interessen der Pharmaindustrie liegen. Auf den Punkt bringt es Pharma-Insider John Virapen:"Falls Sie denken, dass die Pharmaindustrie Medikamente auf den Markt bringt, um Ihnen zu helfen, vergessen Sie es."

Bilden Sie sich Ihre Meinung

Jede Medaille hat zwei Seiten. Und so kann man auch diese Sache sehen. Sicher gibt es auch wirklich sinnvolle Pharmaforschung, die uns Menschen nützlich ist. Aber am Pharma-Kartell lässt sich nun mal nicht rütteln. Darum bilden Sie sich in Gesundheitsfragen immer selbst eine eigene Meinung und verlassen Sie sich nicht blind auf einen Arzt oder ein neuartiges Medikament. Machen Sie sich bitte selbst schlau, ob ein vom Arzt verschriebenes und Ihnen unbekanntes Medikament auch wirklich in Ordnung ist. Eine gute Informationsquelle ist dafür das Internet. Hier finden Sie auch jede Menge Informationen zum Pharma-Kartell, falls Sie das Thema weiter interessiert.

Aus Erfahrung gut

Ich möchte Ihnen in diesem Kapitel nur Jungmacher-Spezialisten vorstellen, die aus der Sicht der Erfahrungsheilkunde wirklich nützlich sind. Dazu gehören u.a. Nahrungsergänzungsmittel und spezielle Vitalstoffe, deren Wirksamkeit zweifellos belegt ist. Denn Nahrungsergänzungen sind strengen rechtlichen Vorgaben unterworfen und können nicht einfach so auf den Markt gebracht werden. Bei deutschen Markenprodukten, die Sie in Apotheken, Drogeriemärkten oder im Supermarkt erwerben, brauchen Sie keine Befürchtungen haben.

Natürliche Verjüngungsmittel

Zu den typischen Altersbeschwerden gehören nicht nur die sichtbaren Zeichen der Zeit wie Falten, Altersflecken oder Haarausfall, sondern auch die altersbedingten Gesundheitsstörungen wie Bluthochdruck, Altersdiabetes oder Herz-Kreislauf-Probleme. Während die klassische Schulmedizin Chemotherapeutika zur Behandlung von Krankheiten verwendet, setzt die Biomedizin natürliche Mittel zur Vorbeugung und Behandlung von Altersbeschwerden ein. Die in diesem Ratgeber vorgestellten Jungmacher sind biologische Substanzen und Präparate, die im Einklang mit der Natur des Menschen als Verjüngungsmittel wirken.

Gezielte Verjüngungs-Kur

Zu diesen natürlichen Jungmachern gehören alle möglichen Vitamine und Mineralstoffe, hochwirksame Pflanzenexrakte und Enzyme, spezielle Aminosäuren, Heilgewürze und etherische Öle. Anhand der vorgestellten Wirkstoff-Profile kann jeder leicht feststellen, welche Vitalstoffe individuell für eine persönliche Verjüngungs-Kur in Frage kommen. Jeder Mensch hat nämlich aufgrund seiner persönlichen Lebensweise einen individuellen Vitalstoffbedarf, den es ganz gezielt zu decken gilt. Die Jungmacher-Vitalstoffe sollten deshalb je nach Bedarf individuell ergänzt werden.

Das Basis-Programm A bis Z

Multi-Vitalstoff-Präparate "A bis Z" gibt es wie Sand am Meer in allen möglichen Darreichungsformen: als Kapseln, Tabletten, Saft oder Brausetabletten. Diese Präparate gibt es wiederum für unterschiedliche Bedürfnisse und Altersklassen: für Kinder, für Erwachsene und für Senioren mit besonders erhöhtem Vitalstoffbedarf. Ob im Drogeriemarkt oder in der Apotheke, hier finden Sie ganz einfach ein Präparat, das zu Ihnen passt.

Vitamine, Mineralstoffe und Spurenelemente

Vitamine sind lebenswichtige Substanzen, die unser Körper nicht selbst herstellen kann. Ausnahmen: Vitamin K und Folsäure. Deshalb müssen Vitamine mit der Nahrung aufgenommen werden. Handelsübliche A-Z-Präparate enthalten die Vitamine A, einen B-Komplex, Vitamin C, D und E. Ergänzt wird der Vitamin-Komplex durch wichtige Mineralstoffe und Spurenelemente wie Calcium, Magnesium, Eisen, Kupfer, Jod, Selen und Zink. Es gibt zahlreiche A-Z-Präparate mit unterschiedlichen Vitalstoff-Komplexen für jeden Altersabschnitt und für jeden Bedarf: Kapseln, Saft, Brausetabletten sind für die unterschiedlichsten Bedürfnise erhältlich. Wenn Sie sich nicht für ein Präparat entscheiden können, so lassen Sie sich bitte fachlich beraten.

Indikation und Einnahmehinweis

Solche A-Z-Präparate werden in aller Regel als klassische Nahrungsergänzung angeboten. Sie dienen allgemein zur Vorbeugung eines Vitalstoffmangels durch eine nicht optimale Ernährung, in der Wachstumsphase, in der Schwangerschaft und Stillzeit, im Alter, bei Krankheiten und Medikamenteneinnahme sowie bei vielen weiteren Lebensumständen, die einen erhöhten Vitalstoff-Bedarf verursachen. Bitte lesen Sie immer aufmerksam den Beipackzettel des jeweiligen Präparates durch, um festzustellen, ob dieses Mittel zu Ihnen passt.

Die richtige Dosis

Als Basis-Präparat genügt in der Regel eine Dosis eines A-Z-Präparates. Manche Präparate werden in Depot-Form angeboten. Diese geben die Vitalstoffe kontinuierlich über viele Stunden verteilt frei. Beachten Sie dazu bitte den Beipackzettel.

Vitalstoffe von A bis Z

Vitaminpillen können eine gesunde Ernährung nicht ersetzen, diese aber sinnvoll ergänzen und optimieren.

Vitalstoff	Gut für
Vitamin A	Augen, Haut, Haare, Nägel, Abwehrkräfte
Biotin	Haare, Nägel, Haut, Fett-Eiweiß-Kohlenhydratstoffwechsel (kurz: FEK)
Vitamin B1	Nerven, Herz, Muskeln, Gewebe, Energiestoffwechsel, FEK
Vitamin B2	Augen, Haut, FEK
Vitamin B6	Nerven, Herz, FEK
Vitamin B12	Nerven, Herz, Blutbildung
Vitamin C	Haut, Zahnfleisch, Abwehrkräfte, Knochen, Zellschutz
Vitamin D	Zähne, Knochen, Hormonproduktion
Vitamin E	Haut, Abwehrkräfte, Herz, Muskeln, Gewebe, Zellschutz
Folsäure	Nerven, Herzschutz, Blutbildung
Vitamin K	Blutgerinnung
Niacin	Haut, Nägel, Haare, Nerven, Herz, Energiestoffwechsel
Pantothenat	Muskeln, Gewebe, Haut, FEK, Hormonproduktion
Calcium	Haare, Nägel, Knochen, Zähne, Nerven, Muskeln, Gewebe
Magnesium	Nerven, Herz, Muskeln, Gewebe, Energiestoffwechsel
Eisen	Blutbildung, Muskeln, Gewebe, Sauerstoff-Versorgung
Jod	Schilddrüse, Hormonproduktion
Selen	Abwehrkräfte, Zellschutz, Muskeln, Gewebe
Zink	Haut, Haare, Nägel, Abwehrkräfte

Coenzym Q10

Das vitaminähnliche und körpereigene Coenzym Q10 ist an allen wichtigen Stoffwechselvorgängen unserer Körperzellen beteiligt. Die höchste Konzentration von diesem Vitalstoff findet man in den Mitochondrien, den Kraftwerken unserer Zellen, vor allem im Herz und in der Leber. Es sorgt dafür, dass die Energie aus unserer Nahrung optimal vom Körper genutzt werden kann. Daher ist Q10 für eine optimale Energieversorgung aller Körperorgane unentbehrlich. Außerdem ist Q10 ein potentes Antioxidans, das unsere Zellen vor freien Radikalen schützt. Körperlicher und seelischer Stress, Umweltverschmutzung, Rauchen usw. sind für eine erhöhte Freisetzung dieser aggressiven Radikale zuständig. Sie schädigen die Membranen unserer Zellen und sorgen somit für Organschädigungen aller Art.

Rezept für eine Anti-Falten-Creme

Werten Sie Ihre Lieblings-Creme einfach auf, indem Sie Coenzym Q10 selbst zumischen. Nehmen Sie dazu einfach Q10-Kapseln. Es gibt Kapseln mit einer Öl-Lösung und Kapseln mit trockenem Q10 als Pulver. Öl-Kapseln pieksen Sie mit einer Nadel an, Pulver-Kapseln lassen sich einfach aufziehen. Geben Sie den Inhalt der Kapsel in Ihre Creme und vermischen Sie alles gut. Faustregel: Pro 10 ml Creme reichen 10 mg Q10. Mehr schadet allerdings auch nicht. Die Creme wird durch Q10 schön gelblich.

Energieversorger Nr. 1

Enzyme lösen als sogenannte Bio-Katalysatoren alle lebenswichtigen Stoffwechselreaktionen aus. Während Enzyme selbst dabei nicht verbraucht werden, kann das Coenzym Q10 nach seiner Aktion nicht mehr reaktiviert werden. Q10 muss also ständig mit der Nahrung in ausreichendem Maße zugeführt werden, damit unsere Zellen die nötige Energie erhalten, um die optimale Leistung zu erbringen. Eine besonders hohe Leistung erbringen unser Herz und unsere Leber. Daher hat Q10 sich inzwischen auch einen Namen als exzellenter "Herzschützer" gemacht. Auch in Anti-Falten-Cremes wird Q10 als effektiver Wirkstoff gegen die Zeichen der Hautalterung erfolgreich eingesetzt. Tatsächlich hat Q10 eine positive Wirkung auf unseren Hautstoffwechsel – und das nicht nur äußerlich in Form einer Creme, sondern auch innerlich als Pille eingenommen.

Erhöhter Bedarf
Für das Coenzym Q10 gilt wie für fast alle Vitalstoffe: Der Bedarf an dieser Substanz ist erhöht bei typischen Stresszuständen, bei chronischen Krankheiten, Nikotin- und Alkoholkonsum, durch Umweltgifte, durch die Einnahme von Medikamenten und in zunehmendem Alter. Vor allem Menschen mit Herzproblemen profitieren von diesem wunderbaren Vitalstoff. Anti-Aging-Spezialisten empfehlen diesen Vitalstoff als Basis-Präparat zur Verjüngung von Körper und Geist.

So wirkt Coenzym Q10

- steigert allgemein die körperliche Leistungsfähigkeit
- erhöht die geistige und seelische Belastbarkeit
- stärkt das Herz und macht es belastbarer
- senkt das Risiko für Herz-Kreislauf-Erkrankungen
- beugt Arteriosklerose vor
- wirkt vorzeitigen Alterserscheinungen entgegen
- beugt der Faltenbildung vor

Die optimale Dosierung
Im Handel gibt es zahlreiche Vitalstoff-Präparate, die Q10 in geringeren Dosierungen enthalten. Mono-Präparate mit reinem Q10 enthalten meist 30 bis 100 Milligramm Wirkstoff. Wer von einer deutlichen Wirkung des Q10 profitieren möchte, der sollte schon mindestens 1 mal täglich 30 mg Q10 einnehmen. Auch bei höheren Dosierungen sind bis dato keine Nebenwirkungen bekannt. Wenn Sie Q10 nehmen möchten, dann beachten Sie bitte einfach die Hinweise im Beipackzettel des jeweiligen Präparates.

Ginseng

Vom inzwischen allseits bekannten Ginseng gibt es drei wichtige Arten: Sibirischer Ginseng, koreanischer Ginseng und amerikanischer Ginseng. Im Wirkprofil sind jedoch alle Ginsengarten sehr ähnlich. Nach der Verarbeitungsweise unterscheidet man weißen und roten Ginseng. Pharmakologisch betrachtet besteht jedoch kein besonderer Unterschied zwischen beiden Sorten. Bei uns ist der koreanische Ginseng am beliebtesten. Die Ginseng-Wurzel ähnelt übrigens im Aussehen einem kleinen Menschen mit Armen und Füßen, weshalb man in Asien dem Ginseng eine besonders große Heilkraft für den gesamten menschlichen Körper zuschreibt.

Ein natürlicher Anpasser
Ginseng gehört zu den sogenannten Adaptogenen. Solche Adaptogene helfen dem Organismus, sich an Stresszustände optimal anzupassen und üben somit eine positive Wirkung auf typische Stress-Symptome aus. In Asien bezeichnet man Ginseng als Verjüngungsmittel, weil er den Stoffwechsel in allen möglichen Situationen perfekt harmonisiert. Bei Stress wirkt Ginseng ausgleichend, während er bei Antriebslosigkeit spürbar aktiviert. Damit ist der Ginseng nicht nur in Asien ein sehr beliebtes Standard-Heilmittel, das Körper und Geist in optimalem Zustand hält.

Tonikum und Geriatrikum
Mit seinen Ginsenosiden, Saponinen und Triterpenen kräftigt und vitalisiert Ginseng den gesamten Organismus. Aufgrund des breiten Wirkungsspektrums spielt diese Wunderwurzel in der Ganzheitsmedizin eine große Rolle. Besonders als sogenanntes Geriatrikum, ein "Altershilfsmittel", leistet Ginseng hervorragende Dienste. Er steigert die im Alter nachlassende Konzentrationsfähigkeit und macht insgesamt leistungsfähiger. Aber auch jüngere Menschen profitieren von der tonisierenden Wirkung. Besonders stressgeplagte Menschen schätzen die adaptogene Wirkung von Ginseng: Er wirkt ausgleichend und stärkend auf das zentrale Nervensystem, hilft typische Stressauswirkungen abzubauen und verkürzt die Erholungsphase in Stresszeiten und nach Krankheiten. Ob alt oder jung, Ginseng ist ein optimaler Jungmacher für jedes Alter.

So wirkt Ginseng

- vitalisiert den gesamten Organismus
- steigert die körperliche und geistige Leistungsfähigkeit
- wirkt harmonisierend auf Körper und Geist
- optimiert die Konzentrationsfähigkeit
- reduziert typische Stress-Symptome
- mindert Schwäche- und Müdigkeitsgefühl
- stärkt das zentrale Nervensystem
- steigert die Abwehrkräfte
- verkürzt die Erholungsphase nach Belastungen

Pflanzlicher Muntermacher

Wie fast alle Roborantia, sogenannte Stärkungsmittel, hat auch Ginseng im Falle einer falschen Verwendung eine nicht zu verachtende Nebenwirkung: In manchen Fällen kann der Muntermacher Ginseng nämlich Schlafstörungen auslösen, was ja auch irgendwie logisch ist. Deshalb sollte man Ginseng-Präparate grundsätzlich nur morgens einnehmen. Besonders empfindliche Personen sollten Ginseng nach dem Frühstück nehmen, weil Ginseng auch Magen und Darm stark anregen und so Beschwerden auslösen kann.

Das richtige Präparat

Während früher Ginseng noch ein echter Geheimtipp war, so gibt es heute zahlreiche Ginseng-Präparate in Apotheken, Reformhäusern und Drogeriemärkten. Ob in Pillenform oder als flüssiges Tonikum – bitte lesen Sie vor dem Kauf immer die Präparate-Information genau durch. Wenn Ihnen die Beschreibung zusagt, dann können Sie das Mittel ruhig einmal probieren. Für eine optimale Dosierung halten Sie sich einfach an die Dosierungsanweisung des jeweiligen Präparates. Falls Sie sich nicht sicher sind, in der Apotheke oder in der Drogerie wird man Ihnen sicher gerne weiterhelfen. In jedem Falle sollten Sie aber nur ein Marken-Präparat mit standardisiertem Ginseng-Extrakt kaufen.

Rhodiola rosea

Schon seit Jahrhunderten wird die Heilkraft der Pflanze *Rhodiola rosea*, auch als Rosenwurz bekannt, in Russland, Skandinavien und weiteren Ländern genutzt. Dort wird Rhodiola traditionell zur Steigerung der Kraft und Abwehr gegen Erkältungskrankheiten sowie zur Förderung der Fruchtbarkeit und als lebensverlängerndes Mittel eingesetzt.

Rosenwurz ist groß im Kommen

Während in Russland und Skandinavien Rhodiola-Extrakt schon seit Jahrzehnten sehr intensiv auf seine Wirkungen erforscht wird, wird bei uns dieses Pflanzentherapeutikum gerade erst so richtig bekannt. Rosenwurz enthält vor allem die Substanzen Rosavine, Flavonoide, Terpene und Phenolsäuren. Aus den russischen und skandinavischen Untersuchungen ist bekannt, dass der Rosenwurz-Extrakt die Zellen vor dem Angriff aggressiver freier Radikale schützt und wichtige Signal-überträgerstoffe der Nervenzellen stimuliert. Das verbessert die allgemeine Wahrnehmung und steigert die Lern- und Erinnerungsfähigkeit, die ja gerade im Alter zunehmend abnimmt. Außerdem bessern sich bei regelmäßiger Einnahme des Extraktes die Beschwerden bei körperlicher und geistiger Schwäche. Auch Antriebslosigkeit, Müdigkeit, Reizbarkeit, depressive Zustände und weitere Beschwerden des vegetativen Nervensystems können erfolgreich behandelt werden. Zudem verbessert Rhodiola die Herz-Kreislauf-Funktion und hat leberschützende Eigenschaften.

Mehr Power im Bett

Die Russen testeten an 56 Ärztinnen und Ärzten, die beruflich ja bekanntlich immer unter "Starkstrom" stehen, den Rhodiola-Extrakt mit dem Ergebnis, dass typische Stressauswirkungen vermindert, Müdigkeitsattacken reduziert und die Leistungsfähigkeit effektiv gesteigert wurden. Allgemein wurden die Ausdauer und die Belastbarkeit der Testpersonen deutlich verbessert. Frauen mit gestörter Regelblutung profitieren von der hormonähnlichen Wirkung des Rosenwurz-Extraktes. Die Regelblutung kann auf natürliche Weise normalisiert und die Fruchtbarkeit wiederhergestellt werden. Gerade bei einem unerfüllten Kinderwunsch sollte man dem Rosenwurz-Extrakt einmal eine Chance geben, bevor man sich weiteren Maßnahmen unterzieht. Auch die Herren der Schöpfung können sich freuen: Bei Männern mit Erektionsstörungen und vorzeitiger Ejakulation wurde Rhodiola positiv getestet. Bei Männern und Frauen wurde gleichermaßen eine verbesserte Sexualfunktion festgestellt.

So wirkt Rhodiola rosea

- bessert Müdigkeits- und Erschöpfungszustände
- wirkt als Stärkungsmittel bei Schwächezuständen
- steigert die körperliche und geistige Leistungsfähigkeit
- verbessert allgemein die Stressbewältigung
- reguliert sexuelle Störungen
- hilft bei Regelanomalien
- lindert typische Wechseljahresbeschwerden

Gut bei Prüfungsstress

Eine Fallstudie mit Medizinstudenten während der Examenszeit ergab, dass Rhodiola-Extrakt die Lernfähigkeit deutlich verbesserte. Mit Rhodiola wurde allgemein das Wohlbefinden und die Fitness verbessert. Die stressbedingte geistige Ermüdung blieb bei den Studenten aus. Selbst die Examensnoten fielen bei den Studenten, die Rodiola einnahmen, auffallend besser aus als bei den übrigen Studenten.

Die richtige Dosis

Rhodiola-Präparate mit 200 mg Extrakt, standardisiert auf 3 % Rosavine, werden bei uns in Kapselform angeboten. Bei Stress und den zuvor genannten Beschwerden sollte man bis zu vier Monate lang täglich eine Kapsel einnehmen. Danach sollte man eine Pause einlegen, damit der Körper sich nicht an den Wirkstoff gewöhnt. Die Kapseln sollten morgens, möglichst nüchtern, eingenommen werden, da es sonst aufgrund der aktivierenden Wirkungen zu Schlafstörungen kommen kann. Gute Präparate finden Sie dort, wo man Pflanzenheilmittel bekommt. Schauen Sie auch mal ins Internet.

Ginkgo biloba

Was nützt die beste Ernährung, wenn die wichtigen Vitalstoffe nicht bis in alle Zellen gelangen? Wenn die Zellen nämlich nicht mit allen lebensnotwendigen Nährstoffen versorgt werden, dann verkümmern sie und mit ihnen die betroffenen Organe. Das Blut versorgt über feinste Blutgefäße die Zellen mit essenziellen Nährstoffen und lebenswichtigem Sauerstoff. Wenn aber zum Beispiel unsere Herzzellen nicht ausreichend ernährt werden, dann wird unser Herz krank. Das zeigt, wie wichtig eine gute Durchblutung ist.

Für eine gute Durchblutung

Neueste Untersuchungen zeigen, dass eine gute Durchblutung der großen Gefäße alleine nicht ausreicht. Denn nur wenn das Blut auch bis in die kleinste Zelle unseres Körpers vordringen kann, ist eine optimale Versorgung unserer Organe mit Nährstoffen und Sauerstoff möglich. Diese Blutversorgung wird medizinisch als Mikrozirkulation bezeichnet. Ist diese Mikrozirkulation gestört, dann sterben immer mehr Zellen ab, bis das betroffene Organ schließlich versagt. So ein Nähr- und Sauerstoffmangel kann alle Organe betreffen.

Ursachen für Durchblutungsstörungen

Viele Faktoren schädigen die Mikrozirkulation: eine ungesunde Ernährung, erhöhte Blutfettwerte, Bluthochdruck, aber auch Stress und besonders Rauchen. Durch eine verminderte Mikrodurchblutung wird die Leistung von Organen wie Herz, Nieren oder Gehirn zunehmend eingeschränkt. Diese Leistungsminderung geschieht schleichend, so dass man oft erst einen Schaden feststellt, wenn es fast schon zu spät ist. Hinzu kommt noch, dass bei Sauerstoffmangel verstärkt freie Radikale entstehen, die auf Dauer schwere Krankheiten wie z.B. Rheuma, Arteriosklerose oder sogar Krebs auslösen können.

Ginkgo verjüngt die Zellen

Neben einer gesunden Ernährung und viel Bewegung an der frischen Luft kann man seine Mikrozirkulation mit Ginkgo-Biloba-Präparaten fördern. Ginkgo enthält wertvolle Ginkgolide und Flavonoide, die die roten Blutkörperchen elastischer machen, so dass das Blut leichter durch die kleinsten Blutgefäße fließen kann. So werden die Zellen sämtlicher Organe besser mit Sauerstoff und Nährstoffen versorgt. Außerdem wird das körpereigene Radikalenfänger-System gestärkt. Ginkgo-Präparate helfen so, die Organfunktionen zu verbessern und die Leistungsfähigkeit zu steigern.

So wirkt Ginkgo biloba

- bessert allgemein Durchblutungsstörungen

- lindert Arteriosklerose und typische Beschwerden

- gutes Mittel bei Tinnitus (Ohrgeräusche)

- gegen Gedächtnis- und Konzentrationsbeschwerden

- verbessert die Vitalstoffversorgung aller Organe

- optimiert die Sauerstoffversorgung der Zellen

- wirkt stark anti-oxidativ (gegen oxidativen Stress)

- gutes Anti-Aging-Mittel bei Altersbeschwerden

Oxidativer Stress

Oxidativer Stress entsteht immer dann, wenn im Körper mehr aggressive Oxidantien als Antioxidantien vorhanden sind. Solche Oxidantien werden vermehrt gebildet durch Rauchen, durch eine ungesunde Ernährung, durch Vitalstoff-Mangel, durch Infektionen und Krankheiten. Als besonders wirksam gegen diesen oxidativen Stress haben sich die Flavonoide Kampferol und Quercetin aus dem Ginkgo-Extrakt erwiesen.

Die richtige Dosis

Ginkgo-Präparate erhalten Sie als pflanzliches Heilmittel in Apotheken, Drogerien und im Reformhaus. Schauen Sie auch mal ins Internet. Für einen spür- und sichtbaren Anti-Aging-Effekt sollten Sie 100 mg Ginkgo-Extrakt täglich einnehmen. Wenn Sie Ginkgo als Heilmittel gegen Durchblutungsstörungen mit den typischen Beschwerden nehmen möchten, dann fragen Sie bitte Ihren Arzt oder Apotheker.

Silymarin

Die Leber ist unsere größte Entgiftungszentale. Tagtäglich werden hier Giftstoffe aus der Nahrung und aus Medikamenten verarbeitet und für unseren Körper unschädlich gemacht. Dabei leistet unsere Leber einen wirklich harten Job. Um die Aufgaben der Leber zu unterstützen und die Leber selbst vor einem Schaden zu schützen, ist der Extrakt der Mariendistel ein wahrer Segen. Die Mariendistel ist in der Heilkunde das bekannteste Leberheilmittel überhaupt.

Altbewährt in der Volksmedizin

Die Mariendistel gehört wie die Artischocke zu den Korbblütlern. Für Heilzwecke verwendet man die Früchte der Mariendistel. Diese Früchte enthalten wertvolle Proteine, fettes Öl und den begehrten Wirkstoff-Komplex Silymarin. Dieses Silymarin ist ein oxidationshemmendes Gemisch aus verschiedenen Bioflavonoiden. In der "Alten Volksmedizin" hat man Tinkturen oder Tee aus Mariendistelfrüchten hergestellt, um Lebererkrankungen aller Art zu behandeln. Heute verwendet man in der Naturmedizin Fertigarzneimittel mit standardisierten Extrakten.

Silymarin schützt die Leber

Wer seiner beanspruchten Leber, vor allen Dingen dann, wenn sie regelmäßig durch Alkoholgenuss und Medikamenteneinnahme stark strapaziert wird, etwas Gutes tun möchte, der gönnt ihr eine Leber-Kur mit Mariendistel-Extrakten. Der Hauptwirkstoff-Komplex Silymarin aus der Mariendistel hat leberschützende Eigenschaften. Er verhindert, dass Giftstoffe durch die Zellmembranen in die Leber aufgenommen werden. Zudem fängt er freie Radikale ab und fördert somit die Regeneration der Leber. Auf diese Weise wird eine Schädigung der Leber durch Giftstoffe z.B. aus Alkohol oder Medikamenten vermindert. Dabei ist Silymarin so wirksam, dass es sogar die Überlebenszeit von Alkoholikern und schwer Leberkranken deutlich verbessert.

Nutzen als Jungmacher

In der heutigen Zeit sind wir häufig zahlreichen Giftstoffen ausgesetzt, die unsere Leber letztendlich verarbeiten muss. Nicht nur Alkohol oder Zigaretten, auch pestizidbelastete Lebensmittel, Umweltgifte und auch

Medikamente tragen zu einer Vergiftung unseres Körpers bei. Wenn Sie also zum Beispiel Medikamente nehmen müssen oder in einer umweltbelasteten Zone, an einer stark befahrenen Hauptstraße o.ä., wohnen, dann ist grundsätzlich eine Leber-Kur mit Mariendistel-Extrakten zu empfehlen. Eine bessere Entgiftung des Körpers entlastet schließlich sämtliche Organe. Auch der Haut kann also eine solche "Entgiftungs-Kur" gute Dienste leisten. Denn manchmal ist eine unreine Haut auch ein Zeichen dafür, dass der Körper mit Giftstoffen überlastet ist. Und wenn die Leber diese Giftstoffe nicht optimal entsorgt, dann hilft unsere Haut mit ihrer eigenen Entgiftungsleistung nach. Nur leider zeigt sich diese Entgiftung über die Haut auch mit den typischen Unreinheiten. Bei unreiner Haut ist Silymarin also auch einen Versuch wert.

So wirkt Silymarin

- hat allgemein leberschützende Eigenschaften

- unterstützt die Entgiftungsleistung der Leber

- wirkt bei Verdauungsbeschwerden und Völlegefühl

- mindert die Nebenwirkungen von Medikamenten

- zur Therapie bei chronischen Lebererkrankungen

- unterstützt eine Entgiftungstherapie

- sorgt für ein reines und klares Hautbild

Die richtige Dosis

Am besten macht man zweimal jährlich eine solche Kur über jeweils vier bis sechs Wochen. Dazu nimmt man täglich eine Kapsel mit 200 bis 400 Milligramm Silymarin pro Tag. Gute Mariendistel-Präpararate erhält man in Apotheken, Drogerien und Reformhäusern. Bei der Vielzahl der Produkte ist es ratsam, dass Sie sich an die Einnahmeempfehlung der jeweiligen Packungsbeilage halten. Achtung: Mariendistel-Präparate sind kein Freibrief für einen erhöhten Alkoholgenuss. Wer gerne einen über den Durst trinkt, der schadet auf jeden Fall seiner Leber. Da nützen auch die besten Leberpillen nichts.

Traubenkern-OPC

Traubenkerne bleiben bei der Herstellung von Wein in großen Mengen zurück. Doch gelten diese Kerne nicht als Abfall, sondern als wahre Powerstoffe. Aus diesen Kernen wird das sehr hochwertige Traubenkernöl gepresst, und die entölten Kerne wiederum werden zu Mehl vermahlen. Und genau in diesem Traubenkernmehl befindet sich das stärkste Antioxidans überhaupt: die OPC, die Oligomeren ProanthoCyanidine.

Ein hochwirksames Naturprodukt

Die im Traubenkernmehl enthaltenen OPC sind fast 20-fach stärker in ihrer antioxidativen Wirkung als das lebenswichtige Vitamin C und sogar 50-fach stärker als Vitamin E. Nicht ganz ohne Grund bezeichnen manche Wissenschaftler OPC als eine "antioxidative Bombe" oder als "Zellrostschutzmittel". Diese OPC wirken regelrecht als Vitamin-Booster und verstärken die zellschützende Wirkung der Vitamine A, C und E. Im Verbund mit OPC sind diese Vitamine im Körper bis zu 10 mal länger aktiv, bevor sie durch Oxidation im Körper aufgebraucht werden und wieder neu zugeführt werden müssen.

OPC mit vielfältiger Wirkung

OPC können freie Radikale, aggressive und zellzerstörende Substanzen im Körper wirksam neutralisieren. Im Grunde profitiert jedes Körperorgan von dieser Schutzwirkung. Innerhalb von wenigen Minuten werden OPC vom Körper aufgenommen und bleiben bis zu 72 Stunden wirksam. Über das Blut werden OPC bis an jede Körperzelle herangebracht und können dort wirksam werden. Sie passieren dabei sogar die Blut-Hirn-Schranke, die unser Gehirn vor giftigen Substanzen schützt. Also schützen OPC auch unsere Gehirnzellen vor der schädlichen Oxidation. Damit ist es auch wirksam gegen Alzheimer, Parkinson, Multiple Sklerose und Alterssenilität.

Das beste OPC-Präparat

OPC aus Traubenkernen erhält man in vielerei Präparaten, die fast alle recht teuer sind. Wer ordentlich Geld sparen möchte, der verwendet besser das reine Traubenkernmehl. Dieses Mehl kann man zum Beispiel direkt bei Ölmühlen beziehen. Aber auch im Reformhaus oder über das

Internet erhält man das wertvolle Traubenkernmehl. Mit rund 20 mg OPC pro 1 Gramm Traubenkernmehl enthält das relativ preiswerte Mehl sowieso die höchste Konzentration an diesem besonderen Vitalstoff. Und mit fast 60 Prozent Ballaststoffen ist Traubenkernmehl auch noch gut für die Verdauung. Wer also Traubenkernmehl in seine tägliche Ernährung mit einbezieht, der kann damit fast schon kleine "Gesundheits-Wunder" bewirken.

So wirkt Traubenkern-OPC

• verstärkt die Wirkung von den Vitaminen A, C und E

• schützt Kollagen und Elastin vor dem Abbau

• beugt wirksam der Faltenbildung vor

• stabilisiert Sehnen, Knorpel, Knochen, Bindegewebe

• steigert die Elastizität von sämtlichen Gefäßen

• beugt Herz-, Kreislauf- und Gefäßleiden vor

• reguliert die Histaminproduktion, lindert so Allergien

• hilft bei Entzündungen aller Art im Körper

• hervorragend wirksam bei Venenschwäche

• bessert Blutfettwerte und schützt vor Arteriosklerose

Die richtige Dosis

Zur Vorbeugung von Krankheiten und als wirksames Anti-Aging-Mittel reichen rund 100 mg OPC pro Tag für einen Erwachsenen. Das entspricht 5 Gramm bzw. 1 Teelöffel Traubenkernmehl. Bei Beschwerden wie Venenschwäche, Allergien u.a. kann man die Dosis auf 200 bis 300 mg pro Tag erhöhen. Eine Besserung der Beschwerden sollte schon nach wenigen Tagen spürbar werden. Das Traubenkernmehl kann man einfach in Müsli geben, in Saft oder Tee auflösen und sogar zum Backen verwenden. Dabei werden etwa 10 Prozent des normalen Mehls gegen Traubenkernmehl ausgetauscht.

Soja-Isoflavone

Soja war bisher als Pflanze mit östrogenähnlicher Wirkung bekannt. Daher kommt auch die Bezeichnung Phytoöstrogen. Allerdings ist diese Klassifizierung nach neuesten wissenschaftlichen Erkenntnissen nicht mehr ganz korrekt. Soja ist nämlich ein pflanzlicher selektiver Estrogen-Rezeptor-Modulator, kurz: ein Phyto-SERM. Solche SERMs docken an den Östrogenrezeptoren an und entfalten so ihre typische Wirkung. Bis vor einigen Jahren kannte man nur den Alpha-Estrogen-Rezeptor (alpha-ER). Doch jetzt weiß man, dass es auch einen Beta-Estrogen-Rezeptor (beta-ER) gibt. Und genau dieses Wissen hat die Wissenschaft um Östrogene und Phytoöstrogene regelrecht revolutioniert. Es gibt jetzt ganz neue Erkenntnisse.

Der Hormon-Balancer

Soja enthält die Isoflavone Genistein und Daidzein, wovon Genistein am besten untersucht ist. Während das natürliche Östrogen am alpha-ER andockt, wirkt das Genistein am beta-ER. Damit haben die Soja-Isoflavone, vereinfacht erklärt, eine Hormon ausgleichende Wirkung. Und genau diese balancierende Wirkung macht den Unterschied zur klassischen Hormon-Ersatz-Therapie, der man ja diverse Nebenwirkungen nachsagt. Hatte man Soja bisher auch als pflanzliches Östrogen mit möglicherweise ähnlichen Nebenwirkungen betrachtet, so können neueste Erkenntnisse diese Befürchtungen klar entkräften.

Schluss mit Altersbeschwerden

Soja-Isoflavone helfen ausgezeichnet bei typischen Wechseljahresbeschwerden wie Hitzewallungen oder Stimmungsschwankungen. Keine Frau muss sich nach neuesten Erkenntnissen darum sorgen, dass Soja eventuell Brustkrebs fördern könnte. Heute weiß man, dass dies nur Hormone können, die am alpha-ER andocken. Soja-Isoflavone aber docken am beta-ER an und schützen damit sogar vor Krebserkrankungen. Darüber hinaus schützt Soja das Gefäßsystem, indem es aktiv das gefährliche LDL-Cholesterin senkt, das zu Gefäßablagerungen führen kann. Die Knochen profitieren ebenfalls von Soja: die im Alter häufig auftretende Osteoporose kann durch die Einnahme von Soja verhindert oder verzögert werden. Auch die Haut wird durch die Einnahme von Soja-Kapseln nachweislich gestrafft und geglättet.

Auch gut für Männer

Auch die Herren der Schöpfung profitieren vom Soja-Effekt. Soja-Isoflavone fungieren nachweislich als sogenannte 5-Alpha-Reduktasehemmer. Diese 5-Alpha-Reduktase ist ein Enzym aus der Prostata, die das "normale" Testosteron in das aggressive Dihydro-Testosteron (DHT) umwandelt. Und genau dieses DHT greift zum einen die Prostatazellen an und kann so zu Prostatakrebs führen. Zum anderen ist DHT für den androgen bedingten Haarausfall verantwortlich. Damit können Soja-Isoflavone also auch vor der gefürchteten Glatzenbildung schützen.

So wirken Soja-Isoflavone

- lindern typische Wechseljahresbeschwerden
- schützen das Gefäßsystem
- stärken die Knochen
- senken einen erhöhten Cholesterinspiegel
- schützen vor Krebs wie Brustkrebs oder Prostatakrebs
- können androgen bedingtem Haarausfall vorbeugen
- glätten und straffen nachweislich die Haut

Die richtige Dosis

In Apotheken, Drogerien und Reformhäusern erhält man gute Soja-Kapseln. Die Zufuhr von Soja-Isoflavonen sollte bei 50 bis maximal 100 mg täglich liegen. Soja-Präparate in Kombination mit Calcium und Vitamin D werden speziell zur Stärkung der Knochen und zur Vorbeugung gegen Osteoporose angeboten. Manche Präparate werden sogar als Schönheitsmittel angeboten, die für eine schönere Haut sorgen. Soja spielt inzwischen bei vielen Mitteln eine große Rolle. Falls Sie sich bei dem inzwischen riesigen Sojapräparate-Angebot nicht sicher sind, dann lassen Sie sich bitte beraten. Beachten Sie bitte unbedingt auch die Packungsbeilage, weil jedes Präparat seine eigenen Einnahme-Empfehlungen hat.

Grüner Tee

Zum Grünen Tee sind schon unzählige Ratschläge und viele Bücher veröffentlicht worden. Und das mit Recht. Denn kaum ein Getränk ist so gesund wie der Grüne Tee. Verantwortlich für die Gesundheitswirkungen sind hauptsächlich die Catechine und Polyphenole im Grünen Tee. Das wichtigste Catechin ist das Epigallocatechin-3-gallat, kurz: EGCG. Alle Catechine sind starke Radikalenfänger und haben somit auch die spezifischen antioxidativen Wirkungen.

Krebshemmer und Herzschützer
Speziell das EGCG hat krebshemmende und Herz-Kreislauf schützende Wirkungen, die nicht zu verachten sind. Im Tierversuch wurde nachgewiesen, dass diese Substanz die Entwicklung von Brust- und Prostatakrebs hemmen kann. Durch die enthaltenen Polyphenole im Grünen Tee wird diese Wirkung noch verstärkt. Zudem helfen diese Teepolyphenole, den Gesamtcholesterinwert und die Triglyceride zu senken, während die guten HDL-Cholesterinwerte erhöht werden. Damit hilft Grüner Tee Ablagerungen in den Gefäßen vorzubeugen und schützt somit sehr gut vor Herz-Kreislauf-Erkrankungen und vor Schlaganfällen.

Für eine gute Entgiftung
Die antioxidativen Eigenschaften der Catechine schützen auch die Leber vor möglichen Giftschäden. Der Tee fördert die Entgiftung in der Leber und unterstützt die Ausscheidung dieser Gifte über die Nieren. In Experimenten wurde nachgewiesen, dass die Teecatechine auch Entzündungen im Körper und sogar das Wachstum von Viren hemmen. Um eine solche Wirkung im Körper sicherzustellen, sollte man aber schon täglich rund 1 Liter Grünen Tee trinken.

Gesunder Schlankmacher
Für alle, die gerne ein paar Pfunde abnehmen möchten, gibt es auch noch eine gute Nachricht: Die Catechine in Kombination mit dem Tee-Koffein erhöhen nachweislich den Energieverbrauch und kurbeln damit allgemein den Stoffwechsel und ganz besonders die Fettverbrennung an. Wer also regelmäßig Grünen Tee trinkt, der tut also auch seiner Figur etwas Gutes.

Gut für die Zähne

Regelmäßiges Trinken von Grünem Tee kann sogar Karies vorbeugen, weil der Tee verhindert, dass sich Bakterien auf den Zähnen und am Zahnfleischrand ablagern. Auch Zahnfleischentzündungen kann dieser Wundertee somit perfekt vorbeugen.

So wirkt Grüner Tee

- hat krebshemmende Eigenschaften
- schützt das Herz-Kreislauf-System
- verbessert die Blutfettwerte
- schützt vor Arteriosklerose und Gefäßerkrankungen
- unterstützt Leber und Nieren bei der Entgiftung
- sorgt für eine klare und reine Haut
- hemmt das Wachstum von Viren im Körper
- stärkt die Abwehrkräfte und beugt Infekten vor
- beugt typischen Alterserscheinungen vor
- regt die Fettverbrennung an und hilft beim Abnehmen
- schützt Zähne und Zahnfleisch

Die optimale Tee-Dosis

Egal, wo auch immer Sie Grünen Tee kaufen, achten Sie auf gute Qualität. Am besten kaufen Sie losen Grünen Tee und bereiten diesen nach Packungsanweisung zu. Es gibt inzwischen viele Tees mit Zusätzen wie Zitronenschalen oder Vanillearoma. Das macht den Tee zu einem köstlichen Geschmackserlebnis. Für eine durchgreifende Gesundheitswirkung sollten Sie aber täglich mindestens 3 bis 4 Tassen Grünen Tee trinken. Am besten kochen Sie gleich eine ganze Kanne Tee. Mein Tipp: Genießen Sie den Tee als Feierabendtee und geben Sie noch eine Magnesium-Brausetablette mit in den Tee. Das Magnesium hilft zusätzlich, den Körper nach einem langen und stressigen Tag wohlig zu entspannen.

Heilende Gewürze

Gewürze verleihen Speisen nicht nur einen aromatischen Geschmack, sondern haben auch eine heilende Wirkung. Bei vielen Wehwehchen ist es besser, diese mit Gewürzen zu kurieren, als gleich in den Medizinschrank zu greifen und Chemotherapeutika zu schlucken. Aufgrund ihrer spezifischen Wirkung haben verschiedene Gewürze neben ihren gesundheitsfördernden Eigenschaften auch besondere Wirkungen, die sie als Jungmacher auszeichnen. Einen festen Platz als Jungmacher hat der Knoblauch ja schon längst eingenommen. Aber neben Knoblauch gibt es auch noch weitere Gewürze, die der Gesundheit gut schmecken.

Ingwer ist das ideale Wintergewürz
Auf besondere Weise verbindet Ingwer ein süßliches Aroma mit scharfem Geschmack. Deshalb eignet sich Ingwer als Gewürz für Fisch-, Geflügel- und Fleischgerichte, Gemüse und Desserts. Inzwischen gibt es auch bei uns ganzjährig frische Ingwerknollen zu kaufen, die man dem industriell hergestellten Ingwerpulver vorziehen sollte. Ingwer wirkt erwärmend und regt den Stoffwechsel an. Sehr wohltuend wirkt Ingwer im Winter als Tee: dazu gibt man ein paar dünne Scheibchen frischen Ingwer in eine Tasse und gießt heißes Wasser darüber. Ingwer schmeckt aber auch gut in Früchte- oder Gewürztee. Besonders nach einem schweren (Weihnachts)Essen hilft Ingwertee, Blähungen, Völlegefühl oder gar Übelkeit zu vermeiden. In der Medizin werden Ingwer-Präparate hauptsächlich gegen die Reiseübelkeit eingesetzt.

Kurkuma zur Gesundheitsprophylaxe
Kurkuma ist der Ingwerknolle sehr ähnlich. Aufgrund seiner intensiv gelben Färbung nennt man Kurkuma auch Gelbwurz. In der bekannten Gewürzmischung Curry ist er der Hauptbestandteil und verleiht ihr einen dezent-aromatischen Geschmack. Kurkuma gibt würzigen und fruchtigen Gerichten einen feinen Geschmack und eine sehr gelbe Farbe. In Asien wird das Gewürz bis heute auch noch als natürliches Färbemittel verwendet. In der Ernährung spielt Kurkuma jedoch nicht nur als Gewürz, sondern auch als Heilmittel eine Rolle. Kurkuma fördert die Entleerung der Gallenblase und unterstützt damit die Fettverdauung. Er schützt die Arterien vor Ablagerungen und beugt

somit Herz-Kreislauf-Erkrankungen vor. In der Naturmedizin schätzt man seine entzündungshemmenden, antioxidativen, antimikrobiellen, antimutagenen und krebshemmenden Eigenschaften. Damit ist Kurkuma ein ideales Mittel zur allgemeinen Gesundheitsprophylaxe.

Pfeffer als Vitalstoff-Booster

Ob schwarz, weiß, rot oder grün: Pfeffer gibt es in vielen Varianten. Von allen Pfefferarten hat aber der Piper Nigra, der schwarze Pfeffer, am meisten "Pfeffer". Allen Pfeffersorten sind die typischen Scharfstoffe gemein, die allesamt erwärmend und stoffwechselanregend wirken. Außerdem erhöhen diese Scharfstoffe den Speichelfluss und fördern damit die Verdauung. Und eine bessere Verdauung hilft wiederum, die Nahrung besser zu verwerten. Gemeinsam können ein gepushter Stoffwechsel und eine bessere Verdauung dabei helfen, das Gewicht zu reduzieren. Wer also ein paar Pfunde abnehmen möchte, der darf sein Essen ruhig ordentlich pfeffern. Der Wirkstoff Piperin im schwarzen, weißen und grünen Pfeffer hat darüber hinaus noch eine besondere Wirkung: er wirkt als Vitalstoff-Booster und sorgt dafür, dass Vitalstoffe aus der Nahrung wesentlich besser vom Körper aufgenommen werden. Manche Naturheilmittel enthalten deshalb auch Piperin, damit die enthaltenen Wirkstoffe vom Körper besser verwertet werden.

Zimt als Schlank-Pusher für Süßmäulchen

Das klassische Weihnachtsgewürz hat es in sich. Zimt enthält den Wirkstoff MHCP (Methylhydroxy-Chalcone-Polymer), der in Untersuchungen eine ähnliche Wirkung zeigte wie das Insulin: Es verstärkt die Aufnahme von Glucose in die Zellen. Dieser Wirkmechanismus ist besonders für Diabetiker des Typs 2 von Bedeutung. Zudem hat Zimt einen positiven Einfluss auf die Blutfettwerte. Somit vermindert Zimt auch das Risiko für Erkrankungen der Herzkranzgefäße. Die Wissenschaftler beobachteten diesen positiven Zimt-Effekt bereits bei geringen Mengen. Auch Süßmäulchen und Naschkatzen profitieren von der regelmäßigen Einnahme von Zimtgewürz. Durch Süßigkeiten steigt nämlich der Blutzuckerspiegel und damit die Insulinausschüttung rasch an. Insulin wirkt jedoch wie ein Fettspeicher, wodurch Übergewicht begünstigt wird. Zimt hilft nun, die Blutzuckerkonzentration und damit die negative Insulinwirkung zu senken. Außerdem werden durch einen konstanten Blutzuckerspiegel Heißhungerattacken vermieden.

Enzym-Therapie

Enzyme sind Proteine, die so gut wie alle biochemischen Reaktionen in unserem Körper katalysieren bzw. beschleunigen. Ohne diese Enzyme würden solche Reaktionen nur mit verminderter Geschwindigkeit ablaufen. Enzyme beschleunigen als Bio-Katalysatoren diese biochemischen Reaktionen, indem sie die Aktivierungsenergie reduzieren, die nötig ist, um einen bestimmten Stoff im Körper umzusetzen. Somit haben Enzyme wichtige Funktionen im gesamten Stoffwechsel.

Geballte Enzym-Kraft aus der Natur

Natürliche Enzyme kommen vor allem in Obst und Gemüse vor. Für medizinische Zwecke verwendet man zum Beispiel das Bromelain aus der Ananas, das Papain aus der Papaya und das Ficin aus Feigen. Solche Enzym-Kombinationen werden gezielt zur Enzymtherapie eingesetzt, um ein gesundes Altern zu unterstützen. Typische Alterserkrankungen beruhen nämlich hauptsächlich auf Verschleißerscheinungen des Körpers und auf eine nachlassende Immunkraft. So kommt es schließlich zu den klassischen Beschwerden im Bewegungsapparat, im Herz-Kreislauf-System, aber auch in den Atemwegen oder im Verdauungssystem.

Körper reparieren und heilen

Enzyme modulieren das Immunsystem und sorgen somit für eine stabilere Abwehr gegen Infektionen. Sie verbessern die Fließeigenschaften des Blutes und erhöhen die Elastizität der Blutgefäße. Das Blut kann wieder besser zirkulieren, wodurch die Durchblutung und die Sauerstoffversorgung des Körpers optimiert wird. Besonders kommt dies auch klassischen Venenbeschwerden zugute. Eiweißreiche Ablagerungen, die aus "undichten" Venen ins Gewebe gelangen, werden abgebaut. Zudem regen Enzyme die biologischen Reparaturprozesse im Körper an. Schwellungen und Entzündungen aller Art und dadurch bedingte Schmerzen werden deutlich gelindert.

Verjüngungsmittel für die Haut

Mit zunehmendem Alter werden die elastischen Fasern in der Haut immer spröder. Durch übermäßge Sonnenbäder wird dieser Prozess deutlich vorangetrieben. Die Haut wird zusehends trocken, welk und

spröde. Da Enzyme auch die kollagenen Fasern der Haut wieder elastischer machen und typische Pigmentablagerungen abbauen, kann die
Haut optisch wieder verjüngt werden. Durch die Einnahme von
Enzymen wirkt die Haut wieder frischer und glatter, der Teint wird mit
der Zeit wieder klarer.

So wirken Enzyme

- modulieren das Immunsystem

- helfen Infekten vorzubeugen

- verbessern die Fließeigenschaften des Blutes

- bauen Ablagerungen im Gewebe ab

- reduzieren Schwellungen und Entzündungen aller Art

- helfen bei Schmerzen in Gelenken, Sehnen, Muskeln

- unterstützen allgemein Heilungsprozesse im Körper

- fördern den Verdauungsprozess

- beugen Blutgerinnseln vor

- lindern Venenbeschwerden

- reparieren beschädigtes Gewebe

- reduzieren Falten und Altersflecken

- verjüngen die Haut

Die richtigen Präparate

Gute Enzym-Präparate bekommen Sie vornehmlich in Apotheken.
Allerdings lohnt sich hier ein Preisvergleich im Internet. Gerade bei
Enzym-Präparaten kann man bei Online-Apotheken sehr viel Geld spa-
ren. Ob Sie nun Enzyme vorbeugend oder zur Linderung bzw.
Behandlung von Beschwerden einsetzen möchten, für jeden Zweck gibt
es geeignete Präparate. Lassen Sie sich bitte in der Apotheke vor Ort
beraten oder lesen Sie sich die Hinweise zu den Präparaten bei den
Online-Apotheken gut durch.

Carnosin

Unser Körper besteht zu einem großen Teil aus Eiweiß bzw. Proteinen. Wenn sich nun Zuckermoleküle aus dem Blut mit Körperproteinen verbinden, dann folgt daraus eine sehr aggressive Reaktion, die sogenannte Glykation, die unser Gewebe stark schädigt oder gar zerstört. Auf den Seiten 31 bis 33 habe ich bereits das Problem der Glykation beschrieben. Diese Glykation ist der größte Altmacher überhaupt.

Gegen die Verzuckerung

Carnosin ist ein Dipeptid, eine Verbindung aus den beiden Aminosäuren beta-Alanin und L-Histidin. Unsere Muskel- und Nervenzellen zeigen besonders hohe Carnosinwerte. Jedoch sinken diese Werte im Alter sehr stark ab. Im Organismus übt aber genau dieses Dipeptid eine sehr wichtige Schutzfunktion aus: es vermindert die Auswirkungen der Glykation uns schützt damit alle Zellen vor den typischen Alterungsprozessen. Während wir in jungen Jahren über genügend Carnosin verfügen, sind wir mit zunehmendem Alter immer stärker der Glykation bzw. Alterung ausgesetzt. Was liegt also näher, als dafür zu sorgen, den Carnosinspiegel im Körper zu erhöhen?

Wirksames Anti-Aging-Mittel

In neuesten Untersuchungen hat sich Carnosin als hocheffektiv gegen die zellschädigende Glykation erwiesen. Dieses Amino-Duo hemmt die Glykolisierung (Verzuckerung) unserer Körperproteine und kann in gewissem Maße vorhandene Schäden sogar rückgängig machen. Damit ist Carnosin wohl das bisher wirksamste Anti-Alterungsmittel überhaupt, das wir kennen. Dieses wundervolle Amino-Duo hat tatsächlich die Power, geschädigte Zellen zu regenerieren und wieder zu verjüngen. Durch diese sogenannte Zellrejuvenation werden nicht nur unsere Organe wieder verjüngt, sondern unser ganzer Körper und damit auch unser Aussehen.

Biologische Verjüngung

Als hochwirksames Antioxidans neutralisiert Carnosin die schädlichen Auswirkungen der aggressiven Freien Radikale. Selbst unsere Chromosomen, unser Erbmaterial, werden durch Carnosin vor einer oxidativen Schädigung optimal geschützt. Damit ist Carnosin tatsächlich ein Top-Anti-Aging-Mittel. Eigentlich könnte man über das Carnosin als biologisches Verjüngungsmittel ein eigenes Buch schreiben, aber im Rahmen dieses Ratgebers sollte diese Zusammenfassung erst einmal reichen. Jedoch lohnt es auch, sich über Carnosin weiter schlau zu machen.

So wirkt Carnosin

- begrenzt die schädliche Glykation
- neutralisiert Freie Radikale
- schützt Gefäße, z.B. von Herz und Augen
- kann gewisse Organschäden regenerieren
- verjüngt Gewebe und Haut
- bremst wirksam den kompletten Alterungsprozess aus

Die richtige Anwendung

Carnosin gibt es meistens in Kapselform oder als Pulver zum Einnehmen. Leider ist das reine Carnosin, also die Verbindung von beta-Alanin und L-Histidin, sehr teuer. Aber laut neuesten Untersuchungen reicht es, nur das reine beta-Alanin zu nehmen, um den Carnosinspiegel im Körper wirksam zu erhöhen. Reines beta-Alanin erhält man relativ günstig per Internet. Dort wird es meist als Pulver auf Seiten für die Sportler-Nahrungsergänzung angeboten. Die Dosierung sollte bei mindestens 1.000 mg (1 Gramm) pro Tag liegen. Das Pulver kann in Wasser oder Saft aufgelöst werden. Aber nehmen Sie die Tagesdosis bitte nicht auf einmal, da beta-Alanin ein deutliches "Körperkribbeln" verursachen kann. Das ist zwar ein klarer Hinweis auf seine Wirkung, aber besser ist es, die Dosis über den Tag zu verteilen. Mein Tipp: Lösen Sie 1 Gramm beta-Alanin in einem Liter Flüssigkeit auf und trinken Sie diese über den Tag verteilt. Eine erste positive Wirkung sollte sich schon nach wenigen Wochen einstellen. Carnosin ist mein persönliches Anti-Aging-Highlight. Probieren Sie es unbedingt einmal aus!

Aroma-Therapie

Die Aroma-Therapie ist eine Behandlung mit etherischen Ölen und duftenden Essenzen, die aus Blüten, Kräutern und Hölzern hergestellt werden. Diese aromatischen Öle und Essenzen wirken hauptsächlich über den Geruchssinn und entfalten so ihre Wirkung. Das vegetative Nervensystem, das an das Riechzentrum im Gehirn gekoppelt ist, kann mittels Duft- und Aromastoffen gezielt beeinflusst werden. So können mit der Aromatherapie intensive Wirkungen erzielt werden, die mitunter denen von chemischen Therapeutika sogar weit überlegen sind – und das ohne Nebenwirkungen.

Für viele Leiden das passende Aromaöl
Es gibt kaum ein Leiden, das sich nicht erfolgreich mit der Aromatherapie behandeln lässt. Die aromatischen Substanzen können entweder inhaliert, in verdünnter Form auf die Haut aufgetragen oder ins Badewasser gegeben werden. Manche Aromaöle können auch innerlich angewendet werden. Die Aromastoffe aktivieren zunächst die Sinne, nämlich den Geruchs- und gegebenenfalls den Geschmackssinn. Über diese Sinnesbeeinflussung können sich schließlich Folgewirkungen auf die Organfunktionen entfalten.

Wohltat für Körper und Geist
Wie anregend, belebend oder stimulierend Düfte wirken können, das haben wir wohl alle schon einmal erlebt. Aromastoffe wirken direkt auf unseren Geist und auf unsere Seele und über verschiedene Rückkopplungssysteme indirekt auf unseren Körper ein. Sicher haben Sie auch schon einmal erlebt, dass ein bestimmter Duft Ihnen regelrecht gut tut. Anders herum ist es, wenn Sie etwas oder jemanden sprichwörtlich nicht riechen können.

Natürliche Heilmittel
Innerlich angewendet haben verschiedene etherische Öle sogar eine antibakterielle bzw. eine antivirale Wirkung, die die Wirkung von chemischen Antibiotika sogar noch übertreffen kann. Viele dieser duftenden Öle und Essenzen kennen wir aus dem Alltag und wissen sie als altbewährte Naturheilmittel zu schätzen. Dazu gehören die Kamille mit ihrer entzündungshemmenden oder die Pfefferminze mit ihrer beleben-

den Wirkung. Aber auch Lavendel, Knoblauch und diverse Kräuter wie Estragon, Rosmarin oder Salbei üben ihre postive Wirkung über die enthaltenen Aromastoffe aus.

Gezielt wirksam

Als Tee getrunken oder zum Würzen von Speisen verwendet sind diese Aromastoffe hilfreich bei Funktionsschwächen innerer Organe wie Magen, Darm, Leber und Herz. Zudem unterstützen sie den Blutkreislauf und beruhigen die Nerven. Aber auch nur über die Nase können viele Aromastoffe ihre volle Wirkung entfalten. Für diesen Zweck werden die Aromaöle zum Beispiel über Aromalampen verdunstet. So verströmen die Düfte in die Raumluft, wodurch über das Geruchssystem eine intensive Wirkung auf unser vegetatives Nervensystem erzeugt wird. Aromaöle können anregend oder beruhigend oder gar inspirierend und bewusstseinserweiternd wirken. Sie wirken direkt auf das limbische System im Gehirn und übermitteln dort ihre Duftbotschaft, wodurch gezielte Wirkungen auf Körper, Geist und Seele erzielt werden.

Riecht gut und sieht schmuck aus

Für eine wirksame Aromatherapie sollten Sie grundsätzlich nur naturreine etherische Öle verwenden. Billige oder einfache Duftöle eignen sich nicht. Deshalb sollten Sie Ihre Öle nur aus dem Fachhandel beziehen, der auch für eine gute Qualität bürgt. Wenn Sie bisher noch nicht mit der Aromatherapie gearbeitet haben, dann eignet sich eine sogenannte Grundausstattung, bestehend aus einer klassischen Aromalampe und verschiedenen Aromaölen, die genau auf Ihre Bedürfnisse zugeschnitten sind. Ich persönlich nutze im Winter gerne die Heizung, um meine Lieblingsöle zu Hause zu verströmen. Dazu gebe ich etwas Aromaöl auf ein kleines Tuch, das ich dann auf die Heizung lege. Im Sommer verwende ich am Abend eine Aromalampe mit Teelicht. Das riecht dann nicht nur toll, sondern sieht auch noch sehr schmuck aus.

Die Verwendung von Aromaölen

Die Verwendungsmöglichkeiten der verschiedenen Aromaöle ist sehr vielseitig. Die klassische Anwendung, die in den vergangenen Jahren nicht ohne Grund immer mehr Anhänger gefunden hat, ist die Verwendung von Aromaölen in der Aromalampe.

Ausgewählte Aromaöle von A bis Z

Kaufen Sie reine etherische Öle bitte nur im Fachhandel. Dort erhalten Sie weitere Informationen zu den Ölen, z.B. ob und wie die Öle auch innerlich verwendet werden dürfen. Wie bereits erklärt, so wirken Aromaöle hauptsächlich über unser Geruchssystem. Die Aroma-Therapie ist eine echte Wohlfühl-Therapie, die uns rundum verwöhnt und spürbar verjüngt.

Anis (Pimpinella anisum):
Wirksam bei Verdauungsbeschwerden, Blähungen, trockenem Husten, Bronchialbeschwerden, nervösen Magen- und Darmkrämpfen, bei Menstruationsproblemen, Impotenz und Frigidität.

Baldrian (Valeriana officinalis):
Wirksam bei Schlafstörungen, nervösen Herz-, Kreislauf- und Magenbeschwerden, Stress, Überreizung, Depressionen, Nervosität und bei Aggressionen.

Cajeput (Melaleuca Leucadendron):
Wirksam bei Atemwegsinfektionen, Kehlkopfentzündung, Asthma, Harnwegsinfektionen, Rheuma, Neuralgien, Akne, Psoriasis, Verwirrung und seelischer Belastung.

Eukalyptus (Eucalyptus globulus):
Wirksam bei Atemwegsinfektionen, Erkältung, Grippe, Asthma, Akne, Rheuma, Harnwegsinfektionen, Blasen- und Nierenentzündung, Antriebslosigkeit.

**Geranium
(Pelargonium odorantissimum):**
Wirksam bei Magen- und Darmentzündung, Darmparasiten, Entzündung der Mundschleimhaut, Angina, Verbrennungen, Wunden, Akne, Ekzemen, Flechten und Gesichtsneuralgien, Angst- und Schwächezuständen, innerer Unruhe, nervösen Verspannungen.

Ingwer (Zingiber officinale):
Wirksam bei Verdauungsstörungen, Infektionsgefahr, schlechter Durchblutung, Muskelverspannungen, Erkältung, grippalen Infekten, Kopfschmerzen, Schwindel, Reiseübelkeit, Willenlosigkeit, Entscheidungsschwäche.

Kamille (Matricaria chamomilla):
Wirksam bei Magen- und Darmbeschwerden, Blähungen, Gallenkolik, Husten, Heiserkeit, Fieber, Sonnenbrand, Ekzemen und diversen Hautbeschwerden. Psychische Wirkung bei Schlaflosigkeit, Reizbarkeit, Albträumen, Ärger und innerer Unzufriedenheit.

Lavendel (Lavandula officinalis):
Wirksam bei Hautentzündungen, Wunden, Brandverletzungen, Insektenstichen, Nervenentzündung, Rheuma, Ohrenschmerzen, Kopfschmerzen, Erkältung, Bluthochdruck, nervösen Herz-, Magen- und Darmbeschwerden, Krämpfen, Blasenentzündung, nervösen Schlafstörungen, Depressionen, Hektik, Stress, Angst, Überreizung und zur Pflege der trockenen und beanspruchten Haut.

Melisse (Melissa officinalis):
Wirksam bei Magen- und Darmbeschwerden, Kopfschmerzen,
Migräneanfällen, Hautentzündungen, Insektenstichen, Blut-
ergüssen, Kreislaufschwäche,
Menstruationsleiden, Wechseljahrs-
beschwerden, Einschlafstörungen,
Nervosität, Angst, Trauer, Melan-
cholie, Wut, Ärger, seelischer
Belastung.

Orange (Citrus aurantium):
Wirksam bei Verdauungsproble-
men, Blasen- und Nierenerkran-
kungen, Kopfschmerzen, Fieber,
Herzrasen, Bluthochdruck, Schlafstörungen, Narben, Akne, Cellulite,
bei trockener und spröder Haut,
Angstzuständen und Mutlosigkeit.

Pfefferminze (Mentha piperita):
Wirksam bei Magen- und
Darmbeschwerden, Übelkeit,
Schwindelgefühl, Stress, Hektik,
Erkältungskrankheiten, Infektionen,
Hitzewallungen, geschwollenen
Beinen, Rheuma, Kopfschmerzen,
Migräne, Muskelverspannungen,
Hexenschuss, Insektenstichen,
Akne, Abgespanntheit, Müdigkeit,
Heißhungerattacken, mangelnder
Konzentration und bei
Gedächtnisschwäche.

Rosmarin (Rosmarinus officinalis):
Wirksam bei Erschöpfungszu-
ständen, niedrigem Blutdruck,
Erkältung, Asthma, Bronchitis,
Leberbeschwerden, Verdauungs-
störungen, Kopfschmerzen,
Migräne, Haarausfall, Durchblu-
tungsstörungen, Krampfaderbe-
schwerden, Antriebslosigkeit,
Erschöpfung und Energiemangel.

Salbei (Salvia officinalis):
Wirksam bei übermäßiger
Schweißbildung, Infektions-
krankheiten, schmerzhaften
Menstruationsbeschwerden,
Halskratzen, Heiserkeit, Hals-
entzündungen, Schwächezu-
ständen und Ängsten.

Teebaum (Melaleuca alternifolia):
Wirksam bei Infektionen, Pilz-
erkrankungen, Herpes, Insekten-
stichen, Warzen, Abwehrschwäche,
Akne und weiteren entzündlichen
Hautbeschwerden. Eine Zeit lang
war Teebaumöl als Hausmittel bei
allen möglichen Beschwerden im
Trend. Aber wegen des muffigen
Geruchs und des unangenehmen
Geschmacks ist es inzwischen nicht
mehr so populär. Dennoch sollte
Teebaumöl in keiner Hausapotheke
fehlen.

Wacholder (Juniperus communis):
Wirksam bei Erkältungskrankheiten,
Blasen- und Harnwegsbeschwer-
den, Menstruationsschwäche,
Rheuma, Gicht, Muskelver-
spannungen, Cellulite, Hautleiden,
zur Entwässerung und damit zur
Entgiftung.

Zitrone (Citrus limonum):
Wirksam bei Appetitmangel, leich-
ten Infektionen, Halsschmerzen,
Blutarmut, Rheuma, Gicht, Besen-
reisern, Krampfadern, Hautaus-
schlag, Insektenstichen, niedrigem
Blutdruck, blutenden Zahnfleisch-
erkrankungen, bei fettiger Haut und
Pigmentflecken, Gedächtnisschwäche, Konzentrationsmangel
und bei depressiven Zuständen.
Wirkt stimmungsaufhellend.

Verwendung in der Aromalampe

Der Handel bietet eine Vielzahl an dekorativen Aromalampen, die mit der Wärme eines Teelichts die feinen Düfte im Raum verströmen. Man befüllt einfach die Verdunstungsschale der Aromalampe mit Wasser und gibt 2 bis 4 Tropfen etherisches Öl dazu. Danach wird das Öl im Wasser durch die Kerzenwärme langsam verdunstet und verströmt einen wohligen Duft, der sich im ganzen Raum ausbreitet.

Verwendung im Luftbefeuchter

Während der winterlichen Heizperiode wird unsere Raumluft schnell extrem trocken und belastet so unsere Atemwege durch starke Austrocknung. Hier hat es sich bewährt, spezielle Luftbefeuchter an die Heizung zu hängen oder einfach Wasserschalen auf die Heizung zu stellen, um die Raumluftfeuchtigkeit zu erhöhen. Wenn man nun noch einige Tropfen etherisches Öl in das Wasser der Luftbefeuchter gibt, verbessert man zusätzlich die Qualität der Raumluft. Gerade im Winter, der klassischen Grippe- und Erkältungszeit, haben sich keimtötende Öle wie zum Beispiel Pfefferminze oder Eukalyptus besonders bewährt.

Die Kopfkissenmethode

Dazu beträufelt man einfach ein Papiertaschentuch mit 3 bis 5 Tropfen Aromaöl und legt dieses Dufttuch direkt vor dem Schlafengehen unter sein Kopfkissen. Diese Kopfkissenmethode bewährt sich sehr gut als Einschlafhilfe mit beruhigenden und entspannenden Ölen wie zum Beispiel Lavendel, Orange, Mandarine oder Neroli. Mit Teebaumöl oder Eukalyptusöl lassen sich lästige Stechmücken fernhalten. Dies ist ein besonderer Tipp für den Sommer oder für den Urlaub.

Die Brustbeutelmethode

Dazu benötigt man einen Brustbeutel aus Stoff, den man selbst nähen kann. Ein Teebeutel aus Zellstoff für losen Tee tut es aber auch. Der Brustbeutel wird nun mit einem Papiertaschentuch gefüllt, das zuvor mit 3 bis 5 Tropfen Aromaöl beträufelt wurde. Der duftende Brustbeutel kann nun mit einer Kordel umgehängt werden – auch unbemerkt unter der Oberkleidung. So werden die Aromaöle tief und dauerhaft inhaliert. Besonders bei Erkältungen und grippalen Infekten sorgt ein duftender Brustbeutel mit Pfefferminzöl, Teebaumöl oder Eukalyptusöl rasch für spürbare Linderung.

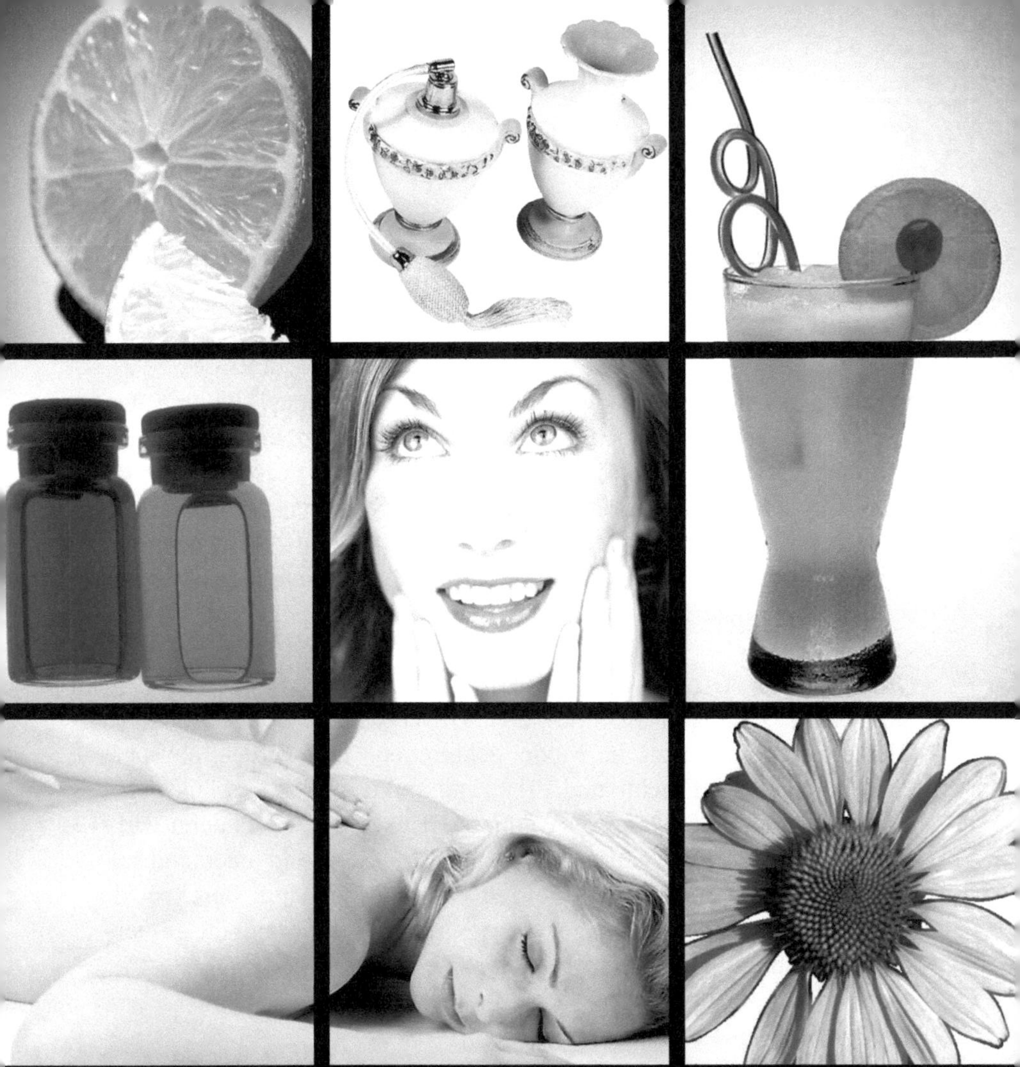

9. Kapitel

Exklusive Jungmacher-Rezepte

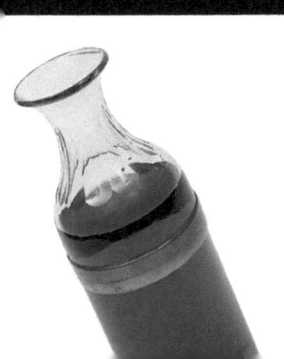
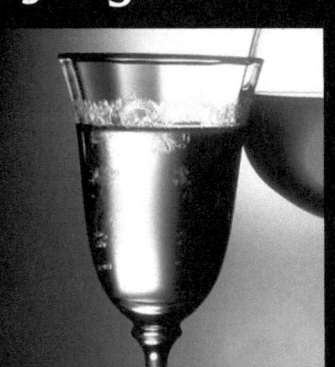
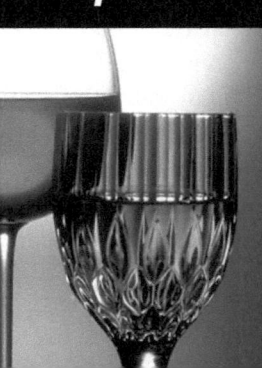

Exklusive Jungmacher-Rezepte

Mit Fachwissen, etwas Kreativität und einer Portion Neugier lassen sich außergewöhnliche Rezepte für die eigene Jugend entdecken

Nachdem Sie nun die wichtigsten Fakten zu diversen Jungmacher-Spezialisten erfahren haben, möchte ich Ihnen jetzt einige außergewöhnliche, aber hochwirksame Jungmacher-Rezepte vorstellen, die ich selbst entwickelt und erprobt habe. Alle diese Rezepte erfordern keinen besonderen Aufwand und können problemlos in den Alltag integriert werden. Probieren Sie diese Rezepte einfach mal aus und lassen Sie sich von der verjüngenden Wirkung positiv überraschen!

Die geniale Anti-Aging-Limonade

In jüngster Zeit sind Energie- und Powergetränke mit besonderen Inhaltsstoffen geradezu in Mode gekommen. Da werden ein paar Vitaminchen oder Frucht- und Pflanzenextrakte in das Getränk gegeben, und schon heißt so etwas Wellness-Drink. Naja, ob es denn wirklich dem Wohlbefinden nützt, das ist schon fraglich. Und teuer sind solche Drinks auch noch in den meisten Fällen. Mein Tipp: Bereiten Sie sich doch ganz einfach Ihr eigenes Anti-Aging-Getränk mit ausgesuchten Wirkstoffen, die perfekt zu Ihnen passen.

Rezept: Anti-Aging-Getränk

So zaubern Sie Ihren persönlichen Jungmacher-Drink: Geben Sie 1 bis 2 Calcium-Brausetabletten (Dosis laut Packung bitte beachten) in eine Glaskaraffe. Dazu geben Sie 1 Messerspitze Vitamin-C-Pulver (nach Bedarf mehr). Danach geben Sie 1 Gramm beta-Alanin dazu. Jetzt pressen Sie noch 1 bis 2 Zitronen und/oder Orangen aus und geben den Saft mit Fruchtfleisch in die Karaffe. Jetzt alles mit 1 Liter Wasser aufgießen und gut umrühren – fertig ist die Anti-Aging-Limonade. Die Power-Ergänzung nach Belieben: Bevor Sie den Saft und das Wasser in die Kanne gießen, geben Sie 10 Gramm Traubenkernmehl zu der Rezeptur. Danach vorsichtig Saft und Wasser zugeben, weil es jetzt gut schäumen kann. Diese Jungmacher-Limo ist der absolute Anti-Aging-Hit.

Das fertige Getränk kann man auch in eine handelsübliche PET-Flasche füllen und mit zur Arbeit nehmen. Trinken Sie diese Limo über den Tag verteilt. Diese Rezeptur wirkt wie eine Aufbau-Kur auf den gesamten Körper. Calcium, Vitamin C und der frisch gepresste Zitrussaft mit seinen wertvollen Flavonoiden sind für den Tag die perfekte Ergänzung zu den Anti-Aging-Stoffen beta-Alanin (Carnosin) und Traubenkern-OPC.

Verjüngendes Gesichtswasser

Auf meiner Recherche-Tour zu diesem Ratgeber bin ich auch auf Kosmetik mit dem Wirkstoff beta-Alanin gestoßen. Da ich beta-Alanin bereits als Anti-Aging-Substanz getestet habe, habe ich einfach etwas davon in mein Gesichtswasser gegeben. Und siehe da: jetzt hatte ich selbst meine Alanin-Kosmetik, und das wesentlich preiswerter als die teuren Fertigprodukte.

Rezept: Anti-Aging-Gesichtswasser

Geben Sie einfach 1 Gramm beta-Alanin auf 100 ml Gesichtswasser und vermengen Sie dieses. Anschließend verwenden Sie dieses Gesichtswasser wie üblich nach der Gesichtsreinigung. Auf der Haut führt dieses Gesichtswasser zu einem deutlichen Kribbeln, was die Wirkung zeigt. Aber man gewöhnt sich daran. Danach tragen Sie Ihre gewohnte Pflege auf.

Etwas Aroma für die Jugendlichkeit

Im vorangegangenen Kapitel hat die Aroma-Therapie einen besonderen Platz eingenommen, weil sie eben auf breiter Front positiv wirkt. Und so möchte ich Ihnen noch einige Aroma-Rezepte vorstellen.

Aroma-Würzöl für alle Fälle

Ätherische Öle sind hochwirksame Substanzen, einige davon sind sogar wirksamer als chemische Medikamente. Deshalb sollte man die innerliche Anwendung zur Selbstbehandlung von Beschwerden grundsätzlich einer Fachkraft überlassen. Allerdings gibt es diverse lebensmitteltaugliche Öle, die sich gut beim Kochen verwenden lassen. Viele Kräuter und Gewürze sind für ihre gesundheitsfördernden Eigenschaften bekannt. Zu diesen Kräutern und Gewürzen gehören Basilikum, Kümmel, Majoran, Thymian, Rosmarin, Salbei oder Zimt. Tatsächlich eignen sich auch die Öle dieser Gewürze zum Kochen und Verfeinern von schmackhaften Gerichten. Dazu gibt man maximal 1 bis 2 Tropfen Aromaöl auf eine Portionsgröße für eine Person. Da die Öle sich schnell verflüchtigen, gibt man diese erst am Ende des Kochvorgangs zum Essen. Dazu tropfen Sie Ihr Wunschöl einfach auf einen Löffel und verteilen es damit im Essen.

Aroma-Kosmetik

Gute Rezepte zum Herstellen eigener Aroma-Kosmetik gibt es viele. Mit Aromaölen wird Ihre Kosmetik nicht nur ganz dufte, sondern auch noch in ihrer Wirkung verstärkt. Für kosmetische Zwecke eignen sich z.B. reines Lavendelöl, Orangenöl, Zitronenöl oder Teebaumöl. Selbstverständlich können Sie auch parfumneutrale Fertigkosmetik mit ein paar Tropfen Aromaöl aufwerten. Dazu geben Sie einfach 1 bis 2 Tropfen Aromaöl auf 10 ml Fertigprodukt und vermischen alles gut.

Aroma-Massageöl

Probieren Sie doch einmal Ihr ganz persönliches Massageöl aus. Geben Sie auf 100 ml Basisöl wie Sonnenblumenöl, Weizenkeimöl, Distelöl, Mandelöl oder Avocadoöl 10 bis 20 Tropfen etherisches Öl nach Ihrer Wahl. Vermengen Sie alles gut miteinander und bewahren Sie das fertige Massageöl in einer dunklen Glasflasche auf.

Verwendung innerlich und äußerlich

Grundsätzlich möchte ich unerfahrenen Personen die innerliche oder äußerliche Verwendung der Aromaöle nicht anraten. Einige Ausnahmen gibt es aber: Eukalyptusöl wird auch als Erkältungsmittel zur inneren Einnahme verkauft. Bitte halten Sie sich einfach an die Dosierungsanleitung des jeweiligen Präparates. Äußerlich lassen sich fast alle Aromaöle verwenden, wenn man diese mit einem pflanzlichen Basisöl gut verdünnt. Dazu gibt man je nach Öl 1 bis 3 Tropfen auf 10 ml Basisöl und vermischt alles gut. Das fertige Aromaöl kann dann zur Pflege der Haut oder bei Hautbeschwerden äußerlich auf die Haut aufgetragen werden. Für Babys und kleine Kinder ist allerdings eine Aromatherapie absolut tabu. Wenn Sie die Aromatherapie als Medizin verwenden möchten, dann kaufen Sie sich bitte unbedingt ein Fachbuch zu diesem Thema. Für den normalen Hausgebrauch gilt: Die Aromatherapie ist eine hochwirksame Gesundheitsvorsorge, die in erster Linie "durch die Nase" wirken soll.

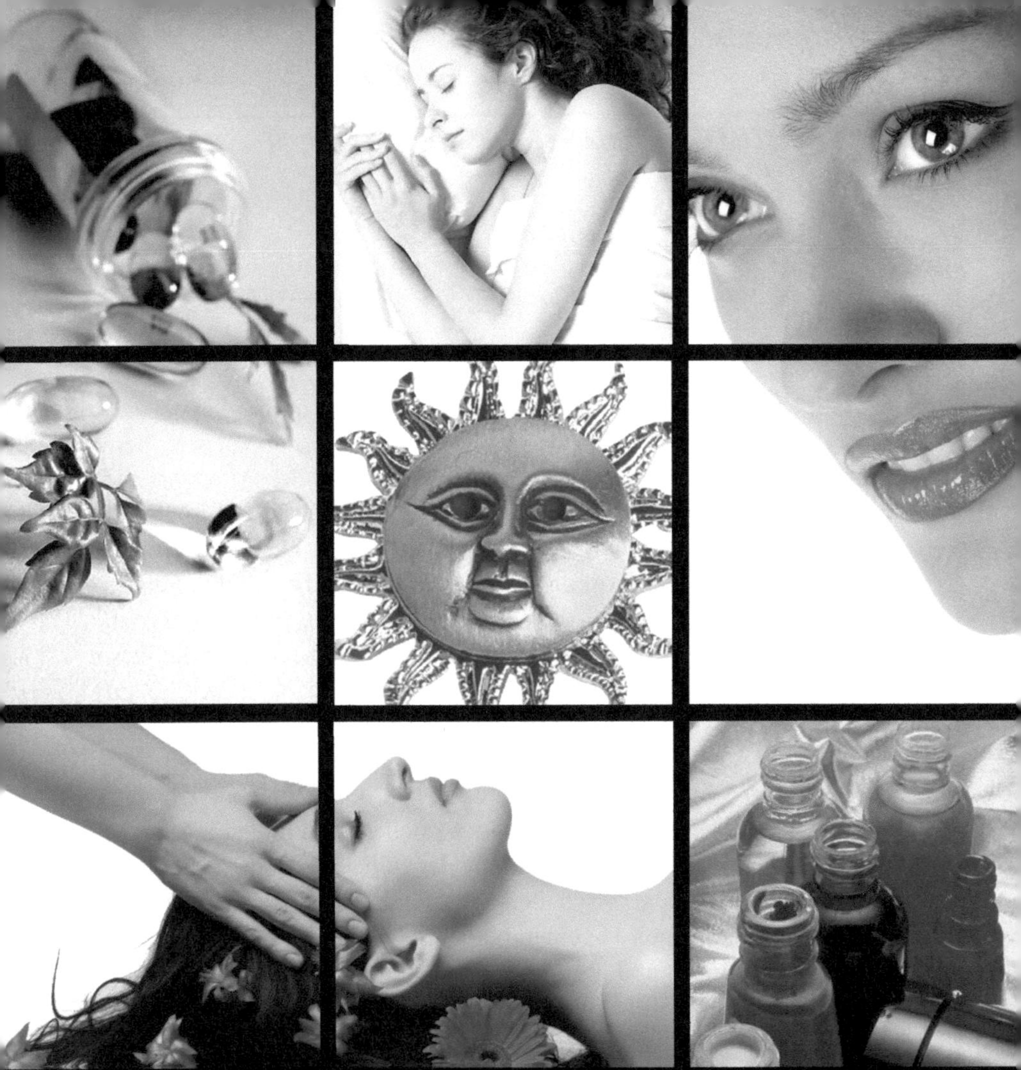

10. Kapitel

Zum guten Schluss

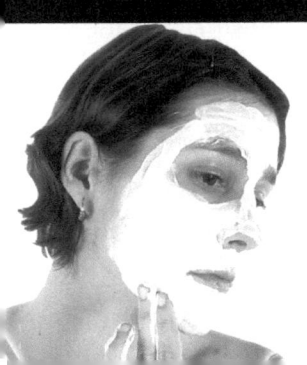

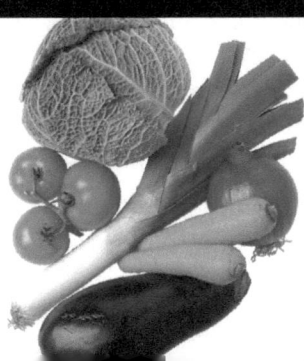

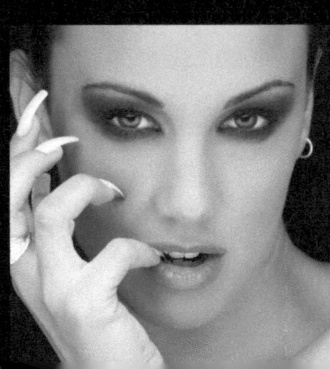

Zum guten Schluss

Überprüfen Sie Ihren eigenen Lebensstil und finden Sie Ihre persönlichen Schwächen, um Ihre individuellen Jungmacher zu erforschen

Kommen wir nun zum guten Schluss. Sie haben meine Tipps und Informationen gelesen – doch wie wenden Sie diese nun für sich persönlich am besten an? Machen Sie zunächst nochmal den Alterstest auf Seite 17 und stellen Sie Ihre individuellen Schwachstellen in Ihrem Lebensstil fest. Jetzt wissen Sie schon einmal, welche Umstände Sie im Leben verbessern sollten. Auf der Seite 34 stelle ich die größten Feinde unseres Körpers dar. Welche davon beeinflussen Sie besonders? Wie hoch ist Ihr persönlicher Stress-Level und welche Auswirkungen machen sich dadurch bei Ihnen bemerkbar? Auf Seite 46 finden Sie die wichtigsten Alarmsignale des Körpers unter Stress. Was trifft da auf Sie persönlich zu? Auch sehr wichtig: Wie ausgewogen ist Ihre Ernährung? Achten Sie auf gesunde Fette in Ihrer Ernährung? Wie hoch ist Ihr Zucker-Konsum? Beachten Sie bitte auch noch einmal meine Übersicht zu den guten und schlechten Fetten auf der Seite 40. Haben Sie einen erhöhten Vitalstoff-Bedarf? Schauen Sie sich dazu die Check-Liste auf Seite 61 an. Bitte machen Sie einen persönlichen Check-Up anhand der diversen Check-Listen und lesen Sie in den betreffenden Kapiteln, welche Therapie-Optionen Sie haben.

Den roten Faden behalten

Was Sie ganz allgemein für sich und Ihre Jugendlichkeit tun können, das verraten Ihnen meine Regeln zum Jungbleiben (Seite 20) und die Hilfsmittel für ein schöneres Leben (Seite 44). Vielleicht werden Ihnen einige dieser Tipps banal vorkommen, weil sie ja eigentlich ziemlich selbstverständlich sind. Dennoch halte ich es für sehr wichtig, selbst die einfachsten Lebensregeln zu beachten und sich selbst immer wieder zu motivieren, diese zu beherzigen. Sonst verliert man doch recht schnell vor lauter Stress den roten Faden und vergisst sogar die einfachsten Dinge. Gönnen Sie sich also bitte immer wieder eine Auszeit vom Alltag und tun Sie sich selbst etwas Gutes.

Für Ihr persönliches Wunder

Mit dem Kapitel 8 DIE JUNGMACHER-SPEZIALISTEN geht es letztlich ans "Eingemachte". Hier stelle ich Ihnen nach meinem Erfolgs-Ratgeber "BioAging" viele weitere interessante und hochwirksame Jungmacher vor, die bei korrekter Anwendung fast schon kleine Wunder bewirken können. So habe ich selbst zum Beispiel dank OPC-Traubenkernmehl eine langwierige Entzündung in den Griff bekommen, die fast unbehandelbar schien. Selbst Cortison, Antibiotika & Co von diversen Ärzten waren gegen diese chronische Entzündung machtlos. Mein persönliches Jungmacher-Limo-Rezept auf Seite 94 kann auch bei Ihnen so wunderbar wirken. Vielleicht ist ja auch der eine oder andere vorgestellte Jungmacher-Spezialist für Sie ein echtes "Wundermittel". Probieren geht hier über Studieren!

Nicht alles auf einmal

Wenn Sie das eine oder andere Mittel ausprobieren möchten, dann geben Sie diesem bitte etwas Zeit. Meist zeigt sich eine positive Wirkung erst nach 3 bis 4 Wochen. Und probieren Sie bitte nicht alles gleichzeitig aus, sonst wissen Sie hinterher nicht, welches Mittel Ihnen geholfen hat.

Noch mehr Informationen

In diesem Ratgeber stelle ich meine Jungmacher nur in einem Kurzprofil vor, sonst wäre schnell ein dicker und teurer Wälzer daraus geworden. Wenn Sie zu speziellen Wirkstoffen oder Themen ausführlichere Informationen wünschen, dann werden Sie im Internet ganz sicher fündig. Auch was Bezugsquellen angeht, ist das Internet die erste Informationsquelle für Sie. Der Markt ändert und erweitert sich ständig um neue Produkte. Deshalb kann ich keine speziellen Produkte empfehlen. Im Internet finden Sie eine Vielzahl von Produkten, die Sie auch miteinander vergleichen können. Falls Sie zu einem Produkt eine Beratung wünschen, dann nehmen Sie einfach Kontakt zum Hersteller auf. Dort wird man Ihnen sicher gerne weiterhelfen.

Und nun wünsche ich Ihnen viel Erfolg mit den Jungmachern.

Ihre

Vanessa Halen

Die Wellness-Infoseite

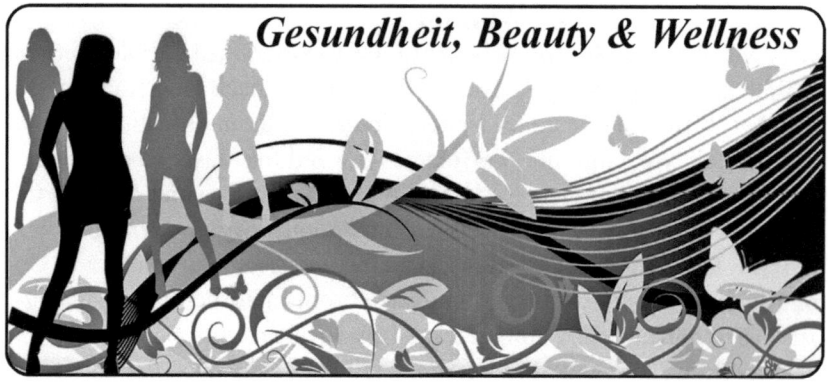

Gesundheit, Beauty & Wellness

Das finden Sie auf der Wellness-Infoseite

Neben persönlichen Informationen über die Autorin Vanessa Halen finden Sie auf dieser Seite außergewöhnliche Rezepte, wertvollen Rat sowie viele Tipps & Tricks und kostenlose eBooks rund um die Themen Gesundheit, Schönheit und Wohlbefinden.

Ob Hektik, Stress oder Lebenskrise, Probleme mit der Gesundheit, Haarausfall, Altersbeschwerden, Potenzschwäche, Übergewicht, Falten, Altersflecken, Cellulite & Co - in den Büchern von Vanessa Halen finden Sie garantiert Hilfe mit wertvollen Ratschlägen, die Sie so wohl noch nirgends gelesen haben:

Ein neues Leben! - Wie man in Krisenzeiten sein Leben neu ordnet und so neue Lebensfreude für sich entdeckt.
BioAging - Bleiben Sie jung und verbessern Sie ihr Aussehen mit natürlichem Anti-Aging ohne Hormone.
Die neuen Schlank-Pusher - Endlich schlank ohne Diät mit dem ganzheitlichen Schlank-Konzept und den neuen Schlankstoffen.
CyberBeauty - Die unglaubliche Entführung in die ferne Zukunft und was wir daraus lernen können. Roman plus EXTRA-Ratgeber.
Die neuen Schönmacher - Schöner ohne Spritze und Skalpell mit innovativen Schönheitsbehandlungen zur Selbstanwendung.
Die Jungmacher - Aktivieren Sie Ihren inneren Jungbrunnen und drehen Sie Ihre biologische Uhr zurück.

Besuchen Sie die Website von Vanessa Halen

www.wellness-infoseite.de